临床护理能力提升系列丛书

总策划 付 卫

护理临床基础知识问答

（第2版）

主 审　付　卫　李　蓉

主 编　李葆华　胡晋平

副主编　周玉洁　王攀峰　苏春燕　李桂芳

编 委　（单位：北京大学第三医院；按姓名汉语拼音排序）

车　颖　邓述华　耿荣梅　胡晋平
金姬延　李葆华　李桂芳　李　健
李佩涛　李　蕊　李宇轩　刘聪颖
刘　佳　刘　君　马　莉　史　莉
苏春燕　孙悦华　田淑红　王攀峰
王　欣　王振青　许影婕　张晓静
张艳平　赵东芳　赵　艳　周玉洁

北京大学医学出版社

HULI LINCHUANG JICHU ZHISHI WENDA

图书在版编目（CIP）数据

护理临床基础知识问答 / 李葆华，胡晋平主编. 2版. -- 北京：北京大学医学出版社，2025. 2. ISBN 978-7-5659-3318-9

Ⅰ．R47-44

中国国家版本馆CIP数据核字第2025L1N671号

护理临床基础知识问答（第 2 版）

主　　编：李葆华　胡晋平
出版发行：北京大学医学出版社
地　　址：（100191）北京市海淀区学院路 38 号　北京大学医学部院内
电　　话：发行部 010-82802230；图书邮购 010-82802495
网　　址：http : //www.pumpress.com.cn
E - mail：booksale@bjmu.edu.cn
印　　刷：北京瑞达方舟印务有限公司
经　　销：新华书店
责任编辑：赵　欣　　责任校对：靳新强　　责任印制：李　啸
开　　本：710 mm × 1000 mm　1/16　　印张：12　　字数：170 千字
版　　次：2025 年 2 月第 2 版　2025 年 2 月第 1 次印刷
书　　号：ISBN 978-7-5659-3318-9
定　　价：58.00 元

版权所有，违者必究

（凡属质量问题请与本社发行部联系退换）

前言

"三基三严"是护理人才培养的基石。它是指基本理论、基本知识和基本技能,以及严格的要求、严密的方法和严谨的态度。这些是护理人才成长起步阶段的重要内容,是基本功训练的主要内容。"三基三严"的常态化培训,可帮助护理人员掌握扎实的基本功,从而提高护理质量,保障患者安全,促进医院高质量发展。

北京大学第三医院自2004年以来就在护士分层级培训领域中持续探索,建立了以职业规划为导向、以岗位胜任力为核心的护士规范化培训体系,在护士培训方面积累了大量经验。

本书由临床实践和管理经验丰富的护理专家编写而成。本书以护理专业知识为基础,将护理基础知识与临床相结合,以问答形式列出,内容全面丰富,重点难点突出,简洁实用,便于读者理解、复习。本书力求体现护理的"三基原则",以临床工作中患者最常出现的症状为线索,围绕常见疾病、常用药物、常规实验室检查、基础操作等核心知识进行编写,从而达到培养护士临床护理能力的目的。因此,本书是初级阶段护士的临床实践必备手册。

本书编写过程中得到了多位护理同道的大力支持,在此表示衷心的感谢!

编者
2024年11月

目录

1. 病室环境管理的要点有哪些？●1
2. 病室温度多少为宜？●1
3. 病室相对湿度多少为宜？●1
4. 病室通风多长时间为宜？●1
5. 为创造安静的环境，护士工作要求"四轻"，其指什么？●1
6. 临床工作中患者床单位准备的目的各是什么？●1
7. 临床常用体位根据性质可分为哪三类？●2
8. 卧位护理的基本注意事项有哪些？●2
9. 去枕仰卧位的适用范围有哪些？●2
10. 仰卧中凹位的适用范围有哪些？●3
11. 仰卧屈膝位的适用范围有哪些？●3
12. 侧卧位的适用范围有哪些？●3
13. 半坐卧位的适用范围有哪些？●3
14. 端坐位的适用范围有哪些？●4
15. 俯卧位的适用范围有哪些？●4
16. 头低足高位的适用范围有哪些？●4
17. 头高足低位的适用范围有哪些？●4
18. 膝胸卧位的适用范围有哪些？●4
19. 截石位的适用范围有哪些？●5
20. 影响住院患者安全的因素有哪些？●5
21. 成人体温平均值及正常范围是多少？●5
22. 发热的过程及临床表现是什么？●5
23. 机体的散热方式有哪些？●6
24. 常见热型及其特点有哪些？●6
25. 体温过高患者的护理要点是什么？●6
26. 正常呼吸频率是多少？●6
27. 呼吸中枢位于何处？●7
28. 何谓呼吸困难？●7
29. 三凹征指什么？●7
30. 呼吸困难的分类及常见疾病有哪些？●7
31. 氧疗的适应证有哪些？●7
32. 鼻导管低流量给氧时，氧浓度如何计算？●8
33. 患者使用氧疗应观察哪些内容？●8
34. 在什么情况下可出现氧疗副作用？●8
35. 常见的氧疗副作用包括哪些？●8
36. 清除呼吸道分泌物的护理技术包括哪些？●8
37. 何谓血压、收缩压、舒张压？●8
38. 测量血压时应做到哪"四定"？●9
39. 影响血压的因素有哪些？●9
40. 毫米汞柱与千帕如何换算？●9
41. 血压测量的正确体位是什么？●9
42. 测量血压时，袖带缠绑的正确位置及松紧度是什么？●9
43. 测量血压时袖带的宽窄、松紧对血压有何影响？●9
44. 何谓脉率？其正常范围是多少？●10
45. 何谓脉律？其正常表现是什么？●10
46. 何谓间歇脉？●10
47. 何谓脉搏短绌？●10
48. 脉搏测量的注意事项是什么？●10
49. 何谓营养素？人体需要的六大营养素都有哪些？●11
50. 医院饮食的种类分为哪几种？如何区分？●11

1

目 录

51 软质饮食的适用范围及其特点有哪些?
　　● 11
52 半流质饮食的适用范围及其特点有哪些?
　　● 11
53 流质饮食的适用范围及其特点有哪些?
　　● 12
54 何谓治疗饮食? ● 12
55 何谓高热量饮食? 适用范围有哪些? ● 12
56 何谓高蛋白饮食? 适用范围有哪些? ● 12
57 何谓低蛋白饮食? 适用范围有哪些? ● 12
58 何谓低脂肪饮食? 适用范围有哪些? ● 13
59 何谓低胆固醇饮食? 适用范围有哪些?
　　● 13
60 何谓低盐饮食? 适用范围有哪些? ● 13
61 何谓无盐饮食? ● 13
62 何谓试验饮食? 临床常用的试验饮食
　　有哪些? ● 13
63 临床常用试验饮食的适用范围是什么?
　　● 14
64 何谓胃肠内营养? ● 14
65 胃肠内营养的并发症有哪些? ● 14
66 何谓管饲饮食? 临床上应用的管饲类型
　　有几种? ● 14
67 鼻饲的适应证有哪些? ● 14
68 留置胃管插入深度的测量方法是什么?
　　● 15
69 留置胃管插入时的观察要点是什么? ● 15
70 确定胃管在胃内有哪三种方法? ● 15
71 食管的三个狭窄位于哪几处? 留置鼻饲管时
　　应注意什么? ● 15
72 给昏迷患者留置鼻饲管时应注意什么?
　　● 16
73 管饲流质饮食的注意事项包括哪些? ● 16
74 何谓要素饮食? 要素饮食目的是什么?
　　● 16
75 使用要素饮食的注意事项是什么? ● 16

76 临床上使用肠内营养泵的优点有哪些?
　　● 17
77 何谓胃肠外营养? 其目的是什么? ● 17
78 胃肠外营养的适应证是什么? ● 17
79 胃肠外营养的导管相关并发症分为哪几类?
　　● 17
80 男性尿道有什么特点? ● 18
81 女性尿道有什么特点? ● 18
82 正常新鲜尿液的特点有哪些? ● 18
83 成人正常的尿量是多少? ● 18
84 儿童正常的尿量是多少? ● 18
85 成人尿量的变化及原因有哪些? ● 18
86 尿量异常的护理要点有哪些? ● 19
87 尿液颜色异常如何分类? 常见于哪些疾病?
　　● 19
88 膀胱刺激征的临床表现有哪些? ● 19
89 何谓尿潴留? ● 19
90 尿潴留的护理措施包括哪些? ● 20
91 何谓尿失禁? 尿失禁的分类是什么? ● 20
92 尿失禁的护理措施包括哪些? ● 20
93 留置导尿的目的有哪些? ● 20
94 男、女患者导尿管插入的深度各是多少?
　　● 21
95 留置尿管患者的主要护理要点是什么?
　　● 21
96 膀胱高度膨胀首次导尿量不得超过多少?
　　为什么? ● 21
97 拔出气囊导尿管时应注意什么? ● 21
98 膀胱冲洗的目的有哪些? ● 21
99 异常粪便常见于哪些疾病? ● 22
100 肠胀气患者的护理要点有哪些? ● 22
101 腹泻患者的护理要点有哪些? ● 22
102 排便失禁患者的护理要点有哪些? ● 23
103 便秘患者的健康教育内容有哪些? ● 23
104 大量不保留灌肠的目的是什么? ● 23
105 影响灌肠效果的因素有哪些? ● 23

| 106 | 大量不保留灌肠的注意事项有哪些？● 24
| 107 | 保留灌肠的目的是什么？● 24
| 108 | 保留灌肠的注意事项有哪些？● 24
| 109 | 何谓医院感染？● 24
| 110 | 何谓交叉感染和自身医院感染？● 25
| 111 | 有效控制医院感染的关键措施有哪些？● 25
| 112 | 何谓医院感染暴发？● 25
| 113 | 外源性感染的主要传播途径有哪些？● 25
| 114 | 何谓隔离？● 25
| 115 | 隔离有哪些种类？● 26
| 116 | 何谓清洁？● 26
| 117 | 何谓消毒？● 26
| 118 | 何谓灭菌？● 26
| 119 | 临床常用的消毒灭菌方法包括哪两类？● 26
| 120 | 什么是物理消毒灭菌法？● 26
| 121 | 效果最好的热力消毒灭菌方法是什么？● 27
| 122 | 使用紫外线灯应如何防护？● 27
| 123 | 紫外线灯进行空气消毒时的有效距离和时间各为多少？● 27
| 124 | 紫外线灯管消毒时的注意事项包括哪些？● 27
| 125 | 如何用紫外线强度指示卡测定紫外线灯的强度？● 27
| 126 | 紫外线消毒效果的监测方法有哪些？● 28
| 127 | 常用的化学消毒方法有哪几种？● 28
| 128 | 含氯消毒剂使用时的注意事项包括哪些？● 28
| 129 | 洗手的"五个时刻"有哪些？● 28
| 130 | 无菌技术操作有哪些原则？● 29
| 131 | 已铺好的无菌盘和打开过的无菌包、盒，保持多长时间有效？● 29
| 132 | 倒取无菌溶液的注意事项有哪些？● 29
| 133 | 何谓标准预防？● 30

| 134 | 标准预防的措施包括哪些？● 30
| 135 | 在什么情况下应穿隔离衣？● 30
| 136 | 何谓保护性隔离？● 30
| 137 | 给药原则有哪些？● 31
| 138 | 高危药品管理应注意什么？● 31
| 139 | 不同给药途径药物吸收速度的顺序是什么？● 31
| 140 | 医嘱的种类有哪几种？● 31
| 141 | 护士在什么情况下可以执行口头医嘱？● 32
| 142 | 护士如何执行口头医嘱？● 32
| 143 | 药物分类保管的原则有哪些？● 32
| 144 | 口服给药的操作要点有哪些？● 32
| 145 | 如何按照药物性能指导患者正确服药？● 33
| 146 | 吸入激素类药物的患者应注意什么？● 33
| 147 | 抽吸药液时的操作要点有哪些？● 33
| 148 | 皮内注射的注意事项有哪些？● 34
| 149 | 臀大肌注射有哪两种定位方法？● 34
| 150 | 臀部肌内注射时为了使局部肌肉放松，可采取哪些体位？● 34
| 151 | 静脉补钾的原则是什么？● 34
| 152 | 为什么禁止从输液器小壶补钾？● 35
| 153 | 20% 的甘露醇静脉滴注时的滴注速度是多少？为什么要快速滴入？● 35
| 154 | 输液过程中应严格掌握输液速度，减慢输液速度和加快输液速度常见于哪些患者？● 35
| 155 | 常见的输液反应有哪些？● 35
| 156 | 什么是用药依从性？● 35
| 157 | 患者用药依从性差的常见原因有哪些？● 36
| 158 | 治疗中常用溶液及作用有哪些？● 36
| 159 | 输液过程中巡视时应注意观察哪些情况？● 36

目 录

160 静脉输液时预防静脉炎发生的措施有哪些？
● 37

161 静脉输液发生空气栓塞时患者有何临床表现？处理措施包括哪些？● 37

162 静脉输液发生空气栓塞时的处理措施包括哪些？● 37

163 根据胰岛素作用时间长短可将胰岛素分为哪几类？● 37

164 如何指导患者正确使用吸入性气雾剂？
● 38

165 青霉素过敏试验阳性患者有哪些表现？
● 38

166 青霉素过敏性休克的抢救有哪些要点？
● 38

167 何谓冷、热疗法？● 38
168 冷疗的作用有哪些？● 39
169 影响冷、热疗法效果的因素有哪些？● 39
170 使用冰袋的目的及注意事项是什么？● 39
171 禁用冷疗的特殊部位有哪些？● 39
172 局部用冷时间过久，可出现冻伤致组织坏死，为什么？● 40

173 乙醇拭浴的原理是什么？● 40
174 温水拭浴或乙醇拭浴的注意事项有哪些？
● 40

175 何谓冷、热疗继发效应？冷、热疗以多长时间为宜？● 40

176 复苏过程中为什么要用头部冰槽降温？
● 41

177 热疗的作用有哪些？● 41
178 热疗的禁忌证包括哪些？● 41
179 软组织损伤多长时间内禁止热疗？为什么？
● 41

180 消化道出血患者腹痛时为什么不能做热敷？● 41

181 急腹症患者未确诊前为什么不能做热敷？
● 42

182 热水坐浴的目的是什么？● 42
183 热水坐浴的注意事项是什么？● 42
184 热湿敷的目的是什么？水温应控制在多少？● 42

185 热湿敷的注意事项是什么？● 42
186 使用热水袋时应注意什么？● 43
187 何谓压力性损伤？● 43
188 压力性损伤发生的原因是什么？● 43
189 压力性损伤的好发部位有哪些？● 44
190 剪切力是怎样产生的？● 44
191 软组织对压力和剪切力耐受性的影响因素有哪些？● 44

192 何谓器械相关压力性损伤？● 44
193 何谓黏膜压力性损伤？● 45
194 压力性损伤的分期包括什么？● 45
195 何谓潮湿环境相关性皮炎？● 45
196 何谓失禁相关性皮炎？● 45
197 失禁性皮炎与压力性损伤如何鉴别？● 45
198 评估压力性损伤风险时，需考虑哪些因素？
● 46

199 压力性损伤的高危人群有哪些？● 46
200 为预防压力性损伤，护士应如何进行皮肤和组织评估？● 46

201 关于压力性损伤，有哪些预防性皮肤护理措施？● 46

202 对于压力性损伤的高危人群，在病情允许的情况下，给予患者何种饮食？● 47

203 长期卧床患者最简单而有效地解除压力的方法是什么？● 47

204 压力性损伤的治疗与护理应采取何种措施？
● 47

205 分级护理的概念是什么？● 47
206 分级护理的原则是什么？● 48
207 特级护理适用于哪些患者？● 48
208 特级护理的内容有哪些？● 48
209 特级护理记录单书写要求有哪些？● 48

| 210 | 一级护理适用于哪些患者？● 49
| 211 | 一级护理的内容有哪些？● 49
| 212 | 二级护理适用于哪些患者？● 49
| 213 | 二级护理的内容有哪些？● 49
| 214 | 三级护理适用于哪些患者？● 50
| 215 | 三级护理的内容有哪些？● 50
| 216 | 分级护理巡视规定有哪些？● 50
| 217 | 不同护理级别护理病历的书写频次是什么？● 50
| 218 | 一般护理记录包括哪些内容？● 51
| 219 | 布雷登（Braden）压疮评分评定的内容包括哪些？● 51
| 220 | 布雷登（Braden）压疮评分如何评定压疮风险？● 51
| 221 | Morse 跌倒风险评分评定内容包括哪些？● 51
| 222 | Morse 跌倒风险评分如何评定跌倒风险等级？● 51
| 223 | 日常生活活动能力评分的项目包括哪些？● 51
| 224 | 日常生活活动能力评分标准是什么？● 52
| 225 | 日常生活活动（ADL）能力评分频率要求是什么？● 52
| 226 | 常用的疼痛评估方法是什么？● 52
| 227 | 什么是疼痛数字分级评分法？● 52
| 228 | 什么是面部表情疼痛量表？● 53
| 229 | 疼痛的处理原则是什么？● 53
| 230 | 什么是自控镇痛？● 53
| 231 | Caprini 血栓风险评估如何分级？● 54
| 232 | Padua 血栓风险评估如何分级？● 54
| 233 | 格拉斯哥昏迷评分法包括哪些内容？● 54
| 234 | 格拉斯哥昏迷评分法如何对昏迷程度进行判断？● 54
| 235 | 营养风险筛查量表包括哪些内容？● 54
| 236 | 营养风险筛查量表中如何评估营养状态？● 54

| 237 | 住院患者预防非计划拔管的一般护理措施有哪些？● 55
| 238 | 临床上将水和钠的代谢紊乱分为哪几类？● 55
| 239 | 等渗性脱水的发病原因有哪些？● 55
| 240 | 等渗性脱水的临床表现有哪些？● 55
| 241 | 低渗性脱水的发病原因有哪些？● 56
| 242 | 低渗性脱水的临床表现有哪些？● 56
| 243 | 高渗性脱水的发病原因有哪些？● 56
| 244 | 高渗性脱水的临床表现有哪些？● 56
| 245 | 低钾血症的常见病因有哪些？● 57
| 246 | 低钾血症的临床表现有哪些？● 57
| 247 | 低钾血症的心电图有哪些特征？● 57
| 248 | 高钾血症的常见病因有哪些？● 57
| 249 | 高钾血症的临床表现有哪些？● 58
| 250 | 高钾血症的紧急处理原则是什么？● 58
| 251 | 代谢性酸中毒的病因是什么？● 58
| 252 | 代谢性酸中毒的临床表现有哪些？● 58
| 253 | 代谢性酸中毒的处理原则是什么？● 58
| 254 | 呼吸性酸中毒的病因是什么？● 59
| 255 | 呼吸性酸中毒的临床表现有哪些？● 59
| 256 | 呼吸性酸中毒的处理原则是什么？● 59
| 257 | 按休克的发病原因，休克分为哪几类？● 59
| 258 | 休克期的诊断标准有哪些？● 60
| 259 | 休克的处理原则有哪些？● 60
| 260 | 失血性休克的病因是什么？● 60
| 261 | 失血性休克的护理措施是什么？● 60
| 262 | 创伤性休克的处理原则是什么？● 60
| 263 | 创伤性休克的护理措施是什么？● 61
| 264 | 感染性休克的病因是什么？● 61
| 265 | 感染性休克的处理原则是什么？● 61
| 266 | 休克患者动态监测尿量的临床意义有哪些？● 61
| 267 | 标本采集的意义是什么？● 61
| 268 | 血标本采集分哪几种类型？● 62

269 全血标本、血清标本、血培养标本的检查目的有哪些？● 62
270 静脉采血常选择哪些静脉？● 62
271 静脉采血管正确的采血顺序是什么？● 62
272 促肾上腺皮质激素及皮质醇检验的抽血时间是什么？● 62
273 做血培养时，各培养瓶血液注入的正确顺序是什么？● 63
274 采血管中血标本的正确混匀方法是什么？● 63
275 血培养标本采集的注意事项有哪些？● 63
276 动脉血标本采集的目的是什么？● 63
277 血气分析标本采集的注意事项有哪些？● 64
278 血气分析检查项目的正常值是多少？● 64
279 中心静脉压的正常值是多少？其增高、降低的临床意义是什么？● 64
280 尿标本采集包括哪些类型？● 64
281 常规尿标本、12 h 或 24 h 尿标本、尿培养标本的检查目的有哪些？● 64
282 24 h 或 12 h 尿标本的留取方法是什么？● 65
283 尿标本采集有哪些注意事项？● 65
284 粪便标本包括哪些类型？● 65
285 粪便常规标本、细菌培养标本、隐血标本和寄生虫或虫卵标本的检查目的有哪些？● 65
286 粪便标本采集的注意事项有哪些？● 66
287 痰标本分哪几种类型？● 66
288 常规痰标本、痰培养标本和 24 h 痰标本的检查目的有哪些？● 66
289 痰标本有哪些采集方法？● 66
290 痰标本采集的注意事项有哪些？● 67
291 咽拭子标本采集注意事项有哪些？● 67
292 沟通分为哪两种方式？● 67
293 非语言沟通包括哪些表现形式？● 67
294 人际沟通中的距离分为哪几种？● 68
295 不同的沟通距离适用于哪些活动？● 68
296 不当的沟通方式包括哪些？● 68
297 有效的沟通技巧常用哪几种方式？● 68
298 在护患沟通过程中，要成为一个好的倾听者，护士必须要做到哪几点？● 68
299 护患沟通过程中，有哪两种提问方式？● 69
300 与愤怒患者进行沟通时要注意的要点有哪些？● 69
301 与要求过高的患者沟通时要注意的要点有哪些？● 69
302 与悲哀的患者进行沟通时要注意的要点有哪些？● 70
303 与抑郁的患者进行沟通时要注意的要点有哪些？● 70
304 与感知觉障碍的患者进行沟通时应该注意什么？● 70
305 治疗性沟通的特点有哪些？● 71
306 治疗性沟通的意义是什么？● 71
307 治疗性沟通的注意事项有哪些？● 71
308 马斯洛人的基本需要分为哪五个层次？● 71
309 嗜睡的定义是什么？● 72
310 昏睡的定义是什么？● 72
311 昏迷的定义是什么？● 72
312 浅昏迷的定义是什么？● 72
313 中昏迷的定义是什么？● 72
314 深昏迷的定义是什么？● 73
315 瞳孔直径的正常值是多少？● 73
316 何谓瞳孔缩小？见于什么疾病？● 73
317 何谓瞳孔散大？见于什么疾病？● 73
318 正常成人的全部血量约占体重的多少？● 73
319 血液的组成是什么？● 73
320 红细胞计数的正常值是多少？● 74

| 321 | 血红蛋白测定的正常值是多少？● 74
| 322 | 贫血的定义是什么？● 74
| 323 | 血小板的平均寿命是多少？● 74
| 324 | 白细胞的平均寿命是多少？● 74
| 325 | 红细胞的平均寿命是多少？● 74
| 326 | 贫血如何分度 ● 75
| 327 | 常见输血反应有哪些？● 75
| 328 | 腰椎穿刺术后，患者应采取什么卧位？● 75
| 329 | 腰椎穿刺术后观察哪些并发症？● 75
| 330 | 缺铁性贫血的定义是什么？● 75
| 331 | 缺铁性贫血的病因是什么？● 75
| 332 | 上消化道出血的常见病因有哪些？● 76
| 333 | 患者出现黑便时的出血量是多少？● 76
| 334 | 消化道什么部位的出血会表现为呕血？● 76
| 335 | 三系减低指什么？● 76
| 336 | 肾的生理功能是什么？● 76
| 337 | 肾的结构是什么？肾的大小的正常值范围是多少？● 77
| 338 | 什么是夜尿增多？● 77
| 339 | 24 h 尿蛋白定量正常范围是多少？● 77
| 340 | 内分泌系统的组成是什么？● 77
| 341 | 什么是激素？● 77
| 342 | 血糖常用的测定单位是什么？它们之间如何换算？● 78
| 343 | 什么是糖尿病？● 78
| 344 | 什么是糖尿病前期？● 78
| 345 | 糖尿病如何分型？● 78
| 346 | 糖尿病有哪些主要临床表现？● 78
| 347 | 如何诊断糖尿病？● 79
| 348 | 如何进行口服葡萄糖耐量试验？● 79
| 349 | 什么是馒头餐试验？● 79
| 350 | 糖尿病的常见治疗包括哪些？● 80
| 351 | 胰岛素应如何储存？● 80
| 352 | 什么是低血糖？低血糖有哪些症状？● 80

| 353 | 常见导致低血糖的原因有哪些？● 80
| 354 | 低血糖如何处理？● 80
| 355 | 冠心病的定义是什么？● 81
| 356 | 冠心病的临床分型是什么？● 81
| 357 | 冠心病的危险因素有哪些？● 81
| 358 | 冠心病诊断的金标准是什么？● 81
| 359 | 急性心肌梗死的特点（与心绞痛比）是什么？● 82
| 360 | 急性心肌梗死的并发症有哪些？● 82
| 361 | 冠心病二级预防的 ABCDE 原则是什么？● 82
| 362 | 高血压的定义是什么？● 82
| 363 | 原发性高血压的定义是什么？● 82
| 364 | 继发性高血压的定义是什么？● 83
| 365 | 高血压急症的定义是什么？● 83
| 366 | 高血压的症状是什么？● 83
| 367 | 高血压的并发症有哪些？● 83
| 368 | 高血压治疗性生活方式干预包括哪些？● 83
| 369 | 何谓窦性心动过速？● 84
| 370 | 何谓窦性心动过缓？● 84
| 371 | 何谓二联律？● 84
| 372 | 何谓三联律？● 84
| 373 | 心房颤动的听诊特点是什么？● 84
| 374 | 如何检查水肿？● 84
| 375 | 正常心电图 P 波的临床意义是什么？● 85
| 376 | 正常心电图 PR 间期的临床意义是什么？● 85
| 377 | 正常心电图 QRS 波群的临床意义是什么？● 85
| 378 | 正常心电图 ST 段的临床意义是什么？● 85
| 379 | 正常心电图 QT 间期的临床意义是什么？● 85
| 380 | 请写出心电图各导联位置。● 85
| 381 | 心肌梗死时超急性期（超急性损伤期）心电图有什么变化？● 86

目 录

382 心肌梗死时急性期心电图有什么变化？
● 86

383 心肌梗死时亚急性期心电图有什么变化？
● 86

384 心肌梗死时陈旧期心电图有什么变化？
● 86

385 室性期前收缩的心电图特点是什么？● 86

386 房性期前收缩的心电图特点是什么？● 87

387 房颤的心电图特点是什么？● 87

388 房扑的心电图特点是什么？● 87

389 室性心动过速的心电图特点是什么？
● 87

390 房室传导阻滞分为几种类型？● 87

391 一度房室传导阻滞的心电图特点是什么？
● 88

392 二度Ⅰ型房室传导阻滞的心电图特点是什么？● 88

393 二度Ⅱ型房室传导阻滞的心电图特点是什么？● 88

394 三度房室传导阻滞的心电图特点是什么？
● 88

395 心脏的自然节律起源于哪里？● 88

396 以心率为观察指标来监测老年人的运动强度时，怎样计算？● 88

397 老年人血压易随哪些因素出现明显波动？
● 89

398 如何预防误吸？● 89

399 造成老年人极易发生误吸、误咽的原因是什么？● 89

400 如何判断咯血量？● 89

401 咯血患者发生窒息时的护理措施有哪些？
● 89

402 Ⅰ型呼吸衰竭动脉血气分析的特点有哪些？
● 90

403 Ⅱ型呼吸衰竭动脉血气分析的特点有哪些？
● 90

404 吸痰有哪些常见并发症？● 90

405 呼吸困难如何分度？● 90

406 何谓限制性通气障碍？● 90

407 限制性通气障碍常见于哪些疾病？● 90

408 何谓阻塞性通气障碍？● 91

409 阻塞性通气障碍常见于哪些疾病？● 91

410 哮喘发作的先兆以及典型症状是什么？
● 91

411 哮喘的临床表现有哪些？● 91

412 意识障碍的定义是什么？● 91

413 常见的意识障碍分哪几种？● 91

414 何谓瞳孔直接对光反射？● 92

415 何谓瞳孔间接对光反射？● 92

416 脑干包括什么？● 92

417 体温调节中枢的部位在哪里？● 92

418 颅内压增高的三主征有哪些？● 92

419 脑疝的发生先兆有哪些？● 92

420 昏迷一般采取何种卧位？● 93

421 脑膜刺激征的临床表现有哪些？● 93

422 胸部损伤的临床表现有哪些？● 93

423 肺癌的早期症状有哪些？● 93

424 进行性血胸的临床表现有哪些？● 93

425 食管术后吻合口瘘的表现有哪些？● 94

426 食管术后吻合口瘘的处理有哪些？● 94

427 介入治疗术后的股动脉穿刺护理要点有哪些？● 94

428 介入治疗后的股动脉穿刺点并发症包括什么？● 94

429 下肢深静脉血栓形成的主要病因是什么？
● 95

430 下肢深静脉血栓保守治疗患者的观察要点是什么？● 95

431 下肢深静脉血栓患肢抬高方法是什么？
● 95

432 下肢深静脉血栓患者下肢周径测量方法是什么？● 95

433 急性肺栓塞的首发临床表现有哪些？● 96
434 应用肝素钠注射液或盐酸替罗非班注射用浓溶液治疗期间出血倾向的观察要点有哪些？● 96
435 何谓负压封闭引流术？● 96
436 负压封闭引流术的术后护理要点有哪些？● 96
437 排尿异常常见的类型有哪些？● 97
438 膀胱叩诊的方法是什么？● 97
439 血尿如何分类？● 97
440 何谓上消化道出血及下消化道出血？● 97
441 如何估计消化道出血量？● 97
442 幽门梗阻的症状有哪些？● 98
443 胃肠减压的护理要点有哪些？● 98
444 肠梗阻的主要临床表现有哪些？● 98
445 肠梗阻依据发生原因可分为哪几种类型？● 98
446 肠内营养支持的护理要点有哪些？● 99
447 基础代谢率的定义是什么？其测定公式是什么？● 99
448 甲状腺危象的临床表现有哪些？● 99
449 肝性脑病患者为何不能用肥皂水灌肠？● 99
450 腹水患者的护理措施有哪些？● 100
451 急性阑尾炎的临床表现有哪些？● 100
452 外科急腹症的临床表现有哪些？● 100
453 引起颈椎病慢性劳损的原因有哪些？● 101
454 人体脊柱构成中，颈椎分为几个节段？● 101
455 人体脊柱构成中，胸椎分为几个节段？● 101
456 人体脊柱构成中，腰椎分为几个节段？● 101
457 骨折的定义是什么？● 101
458 骨折病因包括哪些？● 101

459 骨折愈合过程分期有哪些？● 102
460 骨折的特有体征包括哪些？● 102
461 何谓轴线翻身？● 102
462 轴线翻身的目的是什么？● 102
463 膝关节由哪些骨骼组成？● 102
464 髋关节脱位的临床表现包括哪些？● 102
465 髋骨由哪三部分组成？● 103
466 肌力的分级标准是什么？● 103
467 肩关节由哪几个关节组成？● 103
468 肩关节的运动有哪些？● 103
469 膝关节的组成为何？● 103
470 股四头肌由哪几块肌肉组成？● 104
471 足背动脉的位置在哪里？● 104
472 足背动脉的评估方法是什么？● 104
473 跟腱断裂的症状是什么？● 104
474 关节脱位的特有体征是什么？● 104
475 最容易脱位的关节及原因是什么？● 104
476 手外伤的急救措施是什么？● 105
477 何谓 Bobath 握手法？● 105
478 骨质疏松患者的常见骨折部位有哪些？● 105
479 脑卒中患者穿脱衣服原则有哪些？● 105
480 脑卒中吞咽障碍的患者怎样选择易被接受的食物？● 105
481 脑卒中患者取仰卧位的缺点有哪些？● 106
482 如何推算预产期？● 106
483 妊娠全过程分哪几个时期？● 106
484 如何进行胎动计数？● 106
485 胎动计数的临床意义是什么？● 106
486 临产开始的标志有哪些？● 107
487 新生儿生理性体重下降的特点是什么？● 107
488 女性内、外生殖器包括哪些？● 107
489 何谓月经？为什么月经血不凝固？● 107
490 宫颈液基薄层细胞学检查的意义是什么？● 107

| 491 | 人乳头瘤病毒检查的意义是什么？● 108
| 492 | 宫内节育器避孕和口服避孕药避孕原理的区别是什么？● 108
| 493 | 何谓子宫内膜异位症？● 108
| 494 | 多囊卵巢综合征患者的临床表现有哪些？● 108
| 495 | 何谓卵巢功能早衰？● 108
| 496 | 何谓闭经？● 109
| 497 | 卵巢扭转的常见症状有哪些？● 109
| 498 | 何谓高催乳素血症？● 109
| 499 | 卵巢扭转的诱发因素有哪些？● 109
| 500 | 住院儿童常出现哪些心理反应？● 109
| 501 | 小儿辅食添加原则是什么？● 110
| 502 | 哪些疾病和药物会导致维生素D缺乏性佝偻病？● 110
| 503 | 何谓新生儿？● 110
| 504 | 新生儿如何分类？● 110
| 505 | 何谓正常足月儿？● 110
| 506 | 新生儿体温正常值是多少？● 111
| 507 | 如何预防婴儿喂奶后发生呕吐？● 111
| 508 | 新生儿出现生理性黄疸的临床表现是什么？● 111
| 509 | 婴幼儿为什么易患腹泻？● 111
| 510 | 影响小儿血压精确测量的最重要的原因是什么？● 111
| 511 | 新生儿体温每升高1℃，心率增加多少次？● 112
| 512 | 小儿为什么会发生惊厥？● 112
| 513 | 新生儿臀红如何分级？● 112
| 514 | 何谓性早熟？● 112
| 515 | 新生儿胸外心脏按压时按压次数与呼吸之比为多少？● 112
| 516 | 何谓视觉器官？● 112
| 517 | 眼球的组成是什么？● 113
| 518 | 屈光系统的组成是什么？● 113
| 519 | 眼球壁各层的组成是什么？● 113
| 520 | 何谓黄斑？● 113
| 521 | 何谓视路？包括哪几个部分？● 113
| 522 | 何谓瞳孔近反射？● 114
| 523 | 结膜按其所在部位分哪几部分？● 114
| 524 | 何谓远视力、近视力？● 114
| 525 | 何谓视野？● 114
| 526 | 视网膜动脉阻塞患者的治疗原则是什么？● 114
| 527 | 何谓近视？● 114
| 528 | 何谓老视？● 115
| 529 | 中耳的组成是什么？● 115
| 530 | 听骨的组成是什么？● 115
| 531 | 咽鼓管的主要功能有哪些？● 115
| 532 | 耳的生理功能有哪些？● 115
| 533 | 声音传入内耳的途径是什么？空气传导的过程是什么？● 115
| 534 | 耳的平衡功能有哪些？● 116
| 535 | 世界卫生组织如何对耳聋分级？● 116
| 536 | 造成耳聋的原因有哪些？● 116
| 537 | 慢性化脓性中耳炎按病理变化和临床表现分几型？临床表现是什么？● 116
| 538 | 先天性耳前瘘管的好发位置是哪里？● 117
| 539 | 小儿感冒后为什么容易引起中耳炎？● 117
| 540 | 何谓梅尼埃病？● 117
| 541 | 化脓性中耳乳突炎常见的颅内、颅外并发症有哪些？● 117
| 542 | 良性阵发性位置性眩晕的典型症状表现有哪些？● 117
| 543 | 鼓膜穿刺抽液法的注意事项有哪些？● 118
| 544 | 对动物性外耳道异物正确的处理方法是什么？● 118

545	外耳道滴药法的操作步骤及注意事项是什么？● 118
546	鼻的组成是什么？● 118
547	鼻窦共有几对？分别是什么？● 119
548	面部"危险三角区"为什么不能挤压？● 119
549	鼻腔的生理功能有哪些？● 119
550	鼻窦的生理功能是什么？● 119
551	变应性鼻炎的主要症状有哪些？● 119
552	鼻内镜手术并发症有哪些？● 119
553	鼻内镜手术后复查的重要性是什么？● 120
554	确诊脑脊液鼻漏的重要依据是什么？● 120
555	各种急性鼻窦炎的疼痛特点有哪些？● 120
556	滴鼻法操作步骤及注意事项是什么？● 121
557	鼻骨骨折的临床表现有哪些？● 121
558	鼻腔填塞后的护理要点有哪些？● 121
559	咽分为哪几部分？● 121
560	咽的生理功能有哪些？● 122
561	腺样体生理性增生的好发年龄段是多少？● 122
562	何谓阻塞性睡眠呼吸暂停低通气综合征？● 122
563	睡眠呼吸暂停低通气综合征与哪些因素有关？● 122
564	扁桃体切除术后什么时候可以正常进食？● 123
565	扁桃体切除术后的正确体位是什么？● 123
566	喉是什么？● 123
567	喉软骨的组成是什么？● 123
568	喉的生理功能有哪些？● 123
569	环甲膜穿刺的解剖位置在哪里？● 124
570	喉阻塞是什么？● 124
571	喉癌的临床表现有哪些？● 124
572	急性会厌炎为什么会出现呼吸困难？● 124
573	小儿急性喉炎发生呼吸困难的原因有哪些？● 124
574	支配喉的神经有哪两条？损伤后出现的症状有哪些？● 125
575	喉梗阻患者出现呼吸困难临床分为几度？其临床表现是什么？● 125
576	气管切开术后引起皮下气肿的原因是什么？如何观察？● 125
577	气管切开术后并发症有哪些？● 125
578	何谓食管的4处生理狭窄？● 126
579	口腔的生理功能有哪些？● 126
580	牙齿的正常形态结构是什么样的？● 126
581	牙齿是如何分类的？● 126
582	牙齿的生理功能有哪些？● 126
583	牙齿萌出分哪几个牙列阶段？● 127
584	何谓龋病？● 127
585	何谓龋病病因的四联因素？● 127
586	何谓浅龋？● 127
587	何谓中龋？● 127
588	何谓深龋？● 127
589	何谓窝沟封闭？● 128
590	窝沟封闭的最佳时间是什么时候？● 128
591	牙髓炎的分类是什么？● 128
592	急性牙髓炎疼痛的特点有哪些？● 128
593	何谓逆行性牙髓炎？● 128
594	何谓根尖周病？● 129
595	何谓牙本质过敏症？● 129
596	何谓楔状缺损？● 129
597	何谓阻生齿？● 129
598	何谓埋伏牙？● 129
599	拔牙后的注意事项有哪些？● 129
600	何谓智齿冠周炎？● 130
601	何谓牙酸蚀症？● 130

| 602 | 何谓面部"危险三角区"？● 130
| 603 | 何谓颞下颌关节紊乱病？● 130
| 604 | 何谓氟斑牙？● 130
| 605 | 正常的牙周组织由哪几部分组成？● 131
| 606 | 何谓牙石？● 131
| 607 | 何谓牙菌斑？● 131
| 608 | 机械法控制菌斑的方法有哪些？● 131
| 609 | 何谓巴斯（Bass）刷牙法？● 131
| 610 | 如何正确使用牙线？● 132
| 611 | 何谓龈上洁治术？何谓龈下刮治术？● 132
| 612 | 口腔修复常见的疾病有哪些？● 132
| 613 | 何谓固定义齿？● 132
| 614 | 何谓可摘局部义齿？● 132
| 615 | 何谓种植义齿？● 133
| 616 | 种植义齿较常规义齿具有哪些优点？● 133
| 617 | 何谓错𬌗畸形？● 133
| 618 | 哪些口腔不良习惯可以引起错𬌗畸形？● 133
| 619 | 皮肤的组成包括哪些？● 133
| 620 | 皮肤的生理功能有哪些？● 134
| 621 | 成人患者在正常和角质层完全丧失情况下，每日经皮肤丢失的水分分别是多少？● 134
| 622 | 影响外用药吸收的因素有哪些？● 134
| 623 | 大面积、长时间外用糖皮质激素可能出现哪些皮肤不良反应？● 134
| 624 | 药疹的治疗原则有哪些？● 134
| 625 | 手术室区域按照洁净程度如何分区？● 135
| 626 | 常见的皮肤、黏膜消毒剂有哪些？● 135
| 627 | 何谓无菌技术？● 135
| 628 | 何谓手卫生？● 135
| 629 | 何谓常居菌？● 135

| 630 | 何谓暂居菌？● 135
| 631 | 何谓外科手消毒？● 136
| 632 | 手术切口如何分类？● 136
| 633 | 手术室温度和相对湿度应在什么范围？● 136
| 634 | 何谓无菌物品？● 136
| 635 | 无菌物品有哪些储存要求？● 136
| 636 | 无菌物品储存的有效期是多少？● 137
| 637 | 压力蒸汽灭菌四类指示卡灭菌前、后的颜色如何变化？● 137
| 638 | 过氧化氢低温等离子灭菌指示卡灭菌前、后的颜色如何变化？● 137
| 639 | 手术区皮肤消毒的范围为何？● 137
| 640 | 医疗废物的分类包括哪些？● 137
| 641 | 何谓低体温？● 138
| 642 | 手卫生消毒效果监测的采样时间为何？● 138
| 643 | 环境表面清洁质量审核方法包括哪些？● 138
| 644 | 常见的低温灭菌方法包括哪些？● 138
| 645 | 休克的临床表现有哪些？● 138
| 646 | 晕厥常见的种类有哪些？● 139
| 647 | 抽搐发作时应做哪些处理？● 139
| 648 | 急腹症患者护理中的"四禁"包括什么？● 139
| 649 | 急腹症患者为什么禁食禁水？● 139
| 650 | 急腹症患者为什么禁用镇痛药？● 140
| 651 | 急腹症患者为什么禁用泻药和灌肠？● 140
| 652 | 多发伤的定义是什么？● 140
| 653 | 中暑时降温的措施都有哪些？● 140
| 654 | 急性中毒抢救原则是什么？● 140
| 655 | 急性中毒时如何清除未吸收的毒物？● 141
| 656 | 常见的可引起瞳孔缩小和散大的化学药物分别是什么？● 141

657 镇静催眠药中毒的临床表现有哪些？
• 141
658 什么是破伤风？• 141
659 如何获得对破伤风的免疫？• 142
660 什么是海姆利希手法？• 142
661 何谓心脏骤停？• 142
662 心脏骤停包含什么？• 142
663 心脏骤停的临床表现是什么？• 142
664 基础生命支持分为哪些步骤？• 143
665 成人胸外按压的位置、频率、深度及与呼吸的比例是什么？• 143
666 电除颤有哪几种方式？• 143
667 同步电除颤有哪些适应证？• 143
668 非同步电除颤有哪些适应证？• 143
669 电除颤时电极板放置的位置是哪里？
• 143
670 电除颤时两个电极板之间的距离是多少？
• 144
671 电除颤时应施加多少压力？• 144
672 右胸部有永久起搏器的患者应怎样摆放除颤电极板？• 144
673 简易呼吸器由哪几部分组成？• 144
674 简易呼吸器的6个阀是指哪些？• 144
675 使用简易呼吸器面罩时应采用什么手法？
• 144
676 简易呼吸器压力安全阀的作用是什么？
• 145
677 如何触诊颈动脉搏动？• 145
678 开放气道的方法有哪些？• 145
679 对怀疑颈椎损伤或有颈椎损伤的患者开放气道时应使用什么方法？• 145
680 环甲膜穿刺术的适应证是什么？• 146
681 环甲膜穿刺术的位置在哪里？• 146
682 心肺复苏时用药途径有哪些？• 146
683 心肺复苏的有效指征包括哪些？• 146
684 严重的呼吸困难有何表现？• 146

685 气道梗阻可出现哪些症状？• 147
686 使用口咽通气道的主要适应证包括哪些？
• 147
687 使用口咽通气道的并发症有哪些？• 147
688 何谓人工气道？• 147
689 气管插管的目的是什么？• 147
690 气管插管过程中可能出现的并发症包括哪些？• 148
691 气管插管置入的正确位置在哪里？
• 148
692 临床如何判断气管插管插入位置？
• 148
693 气管插管气囊的作用是什么？• 148
694 气管插管气囊压力应为多少？• 148
695 气管插管气囊充气过多会对患者造成什么不良影响？• 148
696 气管插管气囊充气不足会对患者造成什么不良影响？• 149
697 气管插管拔除后出现喉头水肿的主要原因是什么？• 149
698 气管插管拔除后出现喉头水肿应如何处理？
• 149
699 机械通气的目的是什么？• 149
700 呼吸机出现高压报警的常见原因有哪些？
• 149
701 呼吸机出现低压报警的常见原因有哪些？
• 150
702 患者需要进行吸痰的临床表现有哪些？
• 150
703 有效吸痰的指征是什么？• 150
704 吸痰方式有哪些？• 150
705 如何正确地叩背排痰？• 150
706 胸部物理治疗的禁忌证有哪些？• 151
707 pH 7.30、HCO_3^- 15 mmol/L、$PaCO_2$ 29 mmHg 是何种酸碱平衡失调？
• 151

目 录

708 pH 7.31、HCO₃⁻ 32 mmol/L、PaCO₂ 60 mmHg 是何种酸碱平衡失调？ • 151

709 为得到良好的动脉血气分析结果，有哪些注意事项？ • 151

710 经皮血氧饱和度（SpO₂）监测的目的是什么？ • 151

711 SpO₂ 测量的影响因素有哪些？ • 152

712 俯卧位通气技术的禁忌证有哪些？ • 152

713 俯卧位通气技术的并发症有哪些？ • 152

714 休克按病因有哪些分类？ • 152

715 休克指数的计算方法及不同数值的意义是什么？ • 152

716 休克患者为何需进行每小时尿量监测？ • 153

717 脓毒症的定义及诊断标准是什么？ • 153

718 脓毒性休克的定义是什么？ • 153

719 休克患者皮肤花斑如何分级？ • 153

720 评估毛细血管再充盈时间的意义是什么？ • 153

721 影响心输出量的因素有哪些？ • 154

722 何谓补液试验？ • 154

723 何谓被动抬腿试验？ • 154

724 何谓多器官功能障碍综合征？ • 154

725 什么是中心静脉导管？有哪些种类？ • 154

726 中心静脉置管的适应证有哪些？ • 155

727 中心静脉导管留置期间的并发症有哪些？ • 155

728 什么是中心静脉压？正常值是多少？ • 155

729 何谓中央导管相关血流感染？ • 155

730 何谓导尿管相关尿路感染？ • 155

731 何谓呼吸机相关性肺炎？ • 156

732 什么是多重耐药菌？ • 156

733 临床常见的多重耐药菌有哪些？ • 156

734 危重症患者发生营养代谢变化的特点有哪些？ • 156

735 肠外营养的禁忌证有哪些？ • 156

736 肠内营养的禁忌证有哪些？ • 157

737 肠内营养输注方式有哪些？ • 157

738 肠内营养治疗的输注途径有哪些？ • 157

739 鼻胃管肠内营养治疗适用于何种患者？ • 157

740 鼻空肠管肠内营养治疗适用于何种患者？ • 157

741 经皮内镜下胃造瘘肠内营养治疗适用于何种患者？ • 157

742 经皮内镜下空肠造瘘肠内营养治疗适用于何种患者？ • 158

743 什么是胃潴留？ • 158

744 患者发生感染性休克时对胃肠道黏膜功能的影响有哪些？ • 158

745 输液泵滴数报警的常见原因有哪些？ • 158

746 卧床患者预防深静脉血栓的措施有哪些？ • 158

747 应用华法林钠抗凝治疗，应监测的指标是什么？ • 159

748 INR 过高或过低有何危害？ • 159

749 对抗华法林钠应用什么药？ • 159

750 去甲肾上腺素的药理作用是什么？ • 159

751 去甲肾上腺素的适应证是什么？ • 159

752 肾上腺素的药理作用是什么？ • 159

753 肾上腺素的适应证是什么？ • 160

754 肾上腺素使用的注意事项有哪些？ • 160

755 硫酸阿托品的适应证是什么？ • 160

756 硫酸阿托品的不良反应包括哪些？ • 160

757 尼可刹米注射液（可拉明）的适应证是什么？ • 160

758 尼可刹米注射液（可拉明）的不良反应包括哪些？ • 160

759 盐酸洛贝林注射液（山梗菜碱）的适应证是什么？ • 161

760 盐酸洛贝林注射液（山梗菜碱）的不良反应包括哪些？ • 161

761 重酒石酸间羟胺注射液（阿拉明）的适应证是什么？ • 161

762 重酒石酸间羟胺注射液（阿拉明）的不良反应包括哪些？ • 161

763 盐酸多巴胺注射液的适应证是什么？ • 161

764 盐酸多巴胺注射液的不良反应包括哪些？ • 162

765 盐酸利多卡因注射液的适应证是什么？ • 162

766 盐酸利多卡因注射液的不良反应包括哪些？ • 162

767 呋塞米注射液（速尿）的适应证是什么？ • 162

768 呋塞米注射液（速尿）的不良反应包括哪些？ • 162

769 盐酸异丙嗪注射液（非那根）的适应证是什么？ • 162

770 盐酸异丙嗪注射液（非那根）的不良反应包括哪些？ • 163

771 硝酸甘油注射液的适应证是什么？ • 163

772 硝酸甘油注射液的不良反应包括哪些？ • 163

773 盐酸胺碘酮注射液（可达龙）的适应证有哪些？ • 163

774 盐酸胺碘酮注射液（可达龙）的不良反应包括哪些？ • 163

775 《护士条例》是何时通过并施行的？ • 163

776 《护士条例》的制定目的是什么？ • 164

777 《护士条例》中所称的"护士"是指哪些人员？ • 164

778 申请护士执业注册应当具备哪些条件？ • 164

779 护士执业注册申请应当在何时提出？ • 164

780 护士执业注册的有效期是多久？ • 164

781 《护士条例》赋予护士哪些权利？ • 165

782 《护士条例》规定护士应履行哪些义务？ • 165

783 医疗卫生机构不得允许哪些人员在本机构从事诊疗技术规范规定的护理活动？ • 165

784 护士在执业活动中有哪些情形时，会受到卫生主管部门的处罚？ • 165

785 《医疗机构工作人员廉洁从业九项准则》的具体内容有哪些？ • 166

786 护士交接班制度的基本要求有哪些？ • 166

787 护士交接班制度中对接班护士有何要求？ • 166

788 护士交接班制度中对交班护士有何要求？ • 167

789 医嘱查对制度包括哪些内容？ • 167

790 药疗查对制度中查对过程包括哪些内容？ • 167

791 药疗查对制度中查对内容包括什么？ • 168

792 药疗查对制度中查对形式包括什么？ • 168

793 在预防输血反应与输血错误管理制度中，采集血标本时应该怎样做？ • 168

794 在预防输血反应与输血错误管理制度中，护士在输血科领血时应该怎样做？ • 168

795 在预防输血反应与输血错误管理制度中，护士在输血过程中应该怎样做？ • 169

796 在输血过程中，患者出现异常情况时护士应如何处理？ • 169

797 危重患者抢救制度包括哪些内容？ • 169

798 护士在执行医嘱时对可疑医嘱应该怎样做？ • 170

799 在病房物品保管制度中，对医疗器械的保管有何要求？ • 170

800 病房药品管理制度包括哪些内容？ • 171

1. 病室环境管理的要点有哪些?

答:
(1) 病床间距≥1 m。
(2) 室内温度、湿度适宜。
(3) 保持空气清新、光线适宜。
(4) 室内物体表面清洁,地面不湿滑,安全标识醒目。
(5) 保持病室安静。

2. 病室温度多少为宜?

答:
病室温度一般以 18～22 ℃为宜。新生儿室、老年患者病室、各种检查治疗室的温度应略高,一般保持在 22～24 ℃为宜。

3. 病室相对湿度多少为宜?

答:
病室的相对湿度以 50%～60% 为宜。

4. 病室通风多长时间为宜?

答:
一般通风 30 min 即可达到置换室内空气的目的。

5. 为创造安静的环境,护士工作要求"四轻",其指什么?

答:
说话轻、走路轻、操作轻、关门轻。

6. 临床工作中患者床单位准备的目的各是什么?

答:
(1) 备用床的准备目的:保持病室整洁、美观,准备迎接新患者。

（2）暂空床的准备目的：①供新入院患者或暂时离床活动的患者使用；②保持病室整洁、美观。

（3）麻醉床的准备目的：①便于接收和护理麻醉手术后的患者；②使患者安全、舒适，预防并发症；③避免床上用物被污染，便于更换。

7. 临床常用体位根据性质可分为哪三类？

答：

（1）主动体位：指患者自己采取最舒适、最稳定的体位。

（2）被动体位：指患者自身无法更换体位，只能处于被安置的体位，如昏迷、瘫痪、极度衰弱的患者。

（3）强迫体位：指患者意识清晰，有更换体位的能力，但由于疾病、治疗或检查的限制，只能被迫采取某种体位，如哮喘发作时的端坐位。

8. 卧位护理的基本注意事项有哪些？

答：

（1）操作前仔细评估患者的病情和活动能力，选择合适的搬运方法。

（2）操作中注意灵活运用人体力学的原理，保证患者安全，防止护士受伤。

（3）翻身移动患者前后应注意妥善安置各种管道，防止受压、扭曲、移位、脱落等。

（4）术后患者移动前应注意先固定好伤口处敷料，移动过程中注意保护伤口，避免受压。

（5）行牵引的患者翻身移动的过程中不可改变牵引的位置、力量和方向。

（6）颅脑手术者，移动过程中应避免头部的剧烈震动，防止发生脑疝。

（7）石膏固定者，应注意翻身后患处位置及局部肢体的血运情况，防止受压。

9. 去枕仰卧位的适用范围有哪些？

答：

（1）昏迷或全身麻醉未清醒者，防止呕吐物流入气管，引起窒息及肺部感染等并发症。

（2）椎管麻醉或脊髓腔穿刺后的患者，防止脑脊液漏出，颅内压降低，而引起头痛。

10. 仰卧中凹位的适用范围有哪些？

答：

主要用于休克患者，抬高患者头胸部，使膈下降，胸腔容积扩大，利于呼吸；抬高患者的下肢，以促进下肢静脉血回流，增加回心血量和心输出量。

11. 仰卧屈膝位的适用范围有哪些？

答：

用于腹部检查或导尿、会阴冲洗等，使腹部肌肉放松，便于检查或暴露操作部位等。

12. 侧卧位的适用范围有哪些？

答：

（1）灌肠术、肛门检查及配合胃镜、肠镜检查等。
（2）长期卧床者，侧卧与平卧交替以增进患者舒适，防止压疮。
（3）臀部肌内注射时，下腿弯曲，上腿伸直，以便充分放松注射侧臀部肌肉。
（4）单侧肺部病变者，可视病情采取患侧卧位或健侧卧位。

13. 半坐卧位的适用范围有哪些？

答：

（1）用于心肺疾患和呼吸困难的患者。
（2）用于盆腔手术后及盆腔或腹部有炎症的患者。
（3）用于腹部术后患者。
（4）用于颜面及颈部手术患者。
（5）用于疾病恢复期的患者，由卧床逐渐向下地活动过渡。

14. 端坐位的适用范围有哪些？

答：

适用于左心衰竭、心包积液、支气管哮喘发作患者。

15. 俯卧位的适用范围有哪些？

答：

（1）用于腰背部检查或配合胰、胆管造影检查时。
（2）腰背部手术及腰背部或臀部有伤口，不能仰卧位或侧卧位的患者。
（3）胃肠胀气致腹痛的患者。
（4）需要俯卧位通气的患者。

16. 头低足高位的适用范围有哪些？

答：

（1）用于产妇胎膜早破时，防止脐带脱垂。
（2）用于引流肺部分泌物，使痰易咳出。
（3）用于十二指肠引流及胆汁引流。
（4）用于下肢、骨盆骨折后行骨牵引术的患者。
（5）用于严重失血性休克患者，以增加回心血量。

17. 头高足低位的适用范围有哪些？

答：

（1）颈椎骨折、脱位行颅骨牵引术者。
（2）颅脑手术后或头部外伤者，减少颅内出血。
（3）降低颅内压，预防脑水肿。

18. 膝胸卧位的适用范围有哪些？

答：

（1）用于肛门、直肠、乙状结肠镜检查及治疗的患者。
（2）用于矫正胎位不正或子宫后倾的孕妇。

(3）促进产后子宫复旧。

19. 截石位的适用范围有哪些？

答：
(1）用于肛门、会阴部位的检查、治疗及手术的患者。
(2）产妇分娩。

20. 影响住院患者安全的因素有哪些？

答：
(1）物理性损伤：机械性（跌倒、撞伤）、温度性（冷热疗）、压力性（压疮）、放射性损伤等。
(2）化学性损伤：由药物使用不当或误用引起。
(3）生物性损伤：病原微生物侵入人体诱发各种疾病。
(4）心理性损伤：患者对疾病的认识和态度、患者与周围人的情感交流、医护人员对患者的行为和态度均可影响患者的心理。

21. 成人体温平均值及正常范围是多少？

答：

部位	平均值	正常范围
口温	37.0 ℃（98.6 ℉）	36.3 ~ 37.2 ℃（97.3 ~ 99.0 ℉）
肛温	37.5 ℃（99.5 ℉）	36.5 ~ 37.7 ℃（97.7 ~ 99.9 ℉）
腋温	36.5 ℃（97.7 ℉）	36.0 ~ 37.0 ℃（96.8 ~ 98.6 ℉）

22. 发热的过程及临床表现是什么？

答：
(1）体温上升期：主要表现为畏寒、寒战、皮肤苍白、干燥无汗。
(2）高热持续期：主要表现为皮肤潮红、灼热、口唇干燥、呼吸和脉搏加快、头痛、头晕、食欲缺乏、全身不适、软弱无力。
(3）退热期：体温恢复至正常水平。主要表现为皮肤潮湿、大量出汗。

23. 机体的散热方式有哪些?

答:

辐射、传导、对流和蒸发。

24. 常见热型及其特点有哪些?

答:

(1) 稽留热:体温持续在 39～40 ℃,达数天或数周,24 h 波动范围不超过 1 ℃。

(2) 弛张热:体温在 39 ℃以上,24 h 内温差达 2 ℃以上,体温最低时仍高于正常水平。

(3) 间歇热:体温骤升至 39 ℃以上,持续数小时,后下降至正常,经过一个间歇,反复发作。

(4) 不规则热:体温变化不规律,且持续时间不定。

25. 体温过高患者的护理要点是什么?

答:

(1) 降温:物理降温或药物降温,降温 30 min 后复测体温,并做好记录和交班。

(2) 加强病情观察:观察生命体征、是否出现伴随症状、发热的原因及诱因有无解除、治疗效果、液体出入量及体重变化、四肢末梢循环情况及是否出现抽搐。

(3) 补充营养和水分:给予高热量、高蛋白、富含维生素、易消化的流质或半流质食物,饮水以每日 2500～3000 ml 为宜。

(4) 促进患者舒适:给予口腔护理及皮肤护理,强调卧床休息。

(5) 心理护理:在不同的发热过程中给予相应的护理。

26. 正常呼吸频率是多少?

答:

正常健康成人平静呼吸时,呼吸频率 16～20 次 / 分。

27. 呼吸中枢位于何处?

答:
延髓和脑桥是产生基本呼吸节律性的部位。

28. 何谓呼吸困难?

答:
呼吸费力称为呼吸困难。呼吸困难时患者可出现鼻翼扇动、口唇青紫、端坐呼吸，辅助呼吸肌帮助呼吸。

29. 三凹征指什么?

答:
三凹征是指胸骨上窝、锁骨上窝和肋间隙凹陷。

30. 呼吸困难的分类及常见疾病有哪些?

答:
(1) 吸气性呼吸困难：常见于气管阻塞、气管异物、喉头水肿等。
(2) 呼气性呼吸困难：常见于支气管哮喘、阻塞性肺气肿。
(3) 混合性呼吸困难：常见于重症肺炎、广泛性肺纤维化、大面积肺不张、大量胸腔积液等。

31. 氧疗的适应证有哪些?

答:
(1) 肺活量减少者：如哮喘、支气管肺炎、气胸等呼吸系统疾病的患者。
(2) 因心肺功能不全使肺部充血而呼吸困难者：如心力衰竭患者。
(3) 各种中毒所致的呼吸困难：如 CO 中毒、巴比妥类药物中毒、麻醉剂中毒等患者血液中的氧不能由毛细血管渗入组织而导致缺氧。
(4) 昏迷患者：如颅脑损伤患者。
(5) 其他：某些患者手术前后、失血性休克者、产妇分娩产程过长或胎儿窘迫者。

32. 鼻导管低流量给氧时,氧浓度如何计算?

答:

吸氧浓度(%)= 21 + 4 × 氧流量(L/min)。

33. 患者使用氧疗应观察哪些内容?

答:

(1)缺氧症状:患者由烦躁变安静、生命体征平稳、皮肤色泽由发绀变红润,说明症状改善。

(2)实验室检查:观察氧疗后的 PaO_2、$PaCO_2$、SaO_2 等。

(3)氧气装置:有无漏气,管道是否通畅及有效期。

34. 在什么情况下可出现氧疗副作用?

答:

当氧浓度高于 60%、持续时间超过 24 h 时,可出现氧疗副作用。

35. 常见的氧疗副作用包括哪些?

答:

常见氧中毒、肺不张、呼吸道分泌物干燥、晶状体后纤维组织增生、呼吸抑制。

36. 清除呼吸道分泌物的护理技术包括哪些?

答:

包括有效咳嗽、叩击、体位引流、吸痰法。

37. 何谓血压、收缩压、舒张压?

答:

血压是指血管内流动的血液对单位面积血管壁所施加的侧压。当心室收缩时,主动脉内的压力急剧升高,在收缩的中期达到最高值,称收缩压。心室舒张时，血压降低，在舒张末期血压降至最低值，称舒张压。

38. 测量血压时应做到哪"四定"?

答：
定时间、定部位、定体位、定血压计。

39. 影响血压的因素有哪些?

答：
心脏每搏输出量、循环血量和血管容积、主动脉和大动脉的顺应性、心率、外周阻力。

40. 毫米汞柱与千帕如何换算?

答：
1千帕（kPa）=7.5毫米汞柱（mmHg）。

41. 血压测量的正确体位是什么?

答：
手臂位置（肱动脉）与心脏同一水平。坐位：平第4肋间隙；卧位：平腋中线。

42. 测量血压时，袖带缠绕的正确位置及松紧度是什么?

答：
袖带缠绕于上臂中部，袖带下缘距肘窝2～3cm，松紧度以能插入一指为宜。

43. 测量血压时袖带的宽窄、松紧对血压有何影响?

答：
袖带过窄，测量时须加大力量才能阻断动脉血流，故测得的数值偏高；袖带过宽，测量时大段血管受阻，以致搏动音在到达袖带下缘之前已消失，故测得的数值偏低；袖带过松，测量时袖带呈球状，有效面积变窄，故测得的数值偏高；袖带过紧，测量时未注气血管就已受压，故测得的数值偏低。

44. 何谓脉率？其正常范围是多少？

答：

脉率是指每分钟脉搏搏动的次数，正常情况下与心率一致。正常成人脉率可在 60～100 次/分范围内。

45. 何谓脉律？其正常表现是什么？

答：

脉律是指脉搏的节律性，是左心室收缩状况的反映。正常人脉律均匀规则，间隔时间相等。

46. 何谓间歇脉？

答：

在一系列正常均匀的脉搏中，出现一次提前而较弱的脉搏，其后有一较正常延长的间歇，称为间歇脉或期前收缩。

47. 何谓脉搏短绌？

答：

脉搏短绌是指单位时间内脉率小于心率。其特点是心律完全不规则，心率快慢不一，心音强弱不等。

48. 脉搏测量的注意事项是什么？

答：

(1) 勿用拇指诊脉，因拇指小动脉的搏动较强，易与患者的脉搏相混淆。

(2) 异常脉搏应测量 1 min；脉搏细弱时可用听诊器测心率 1 min。

(3) 脉搏短绌者由 2 名护士同时测量，一人听心率，另一人测脉率，听心率者发出"开始""停"口令,测量 1 min。

49. 何谓营养素?人体需要的六大营养素都有哪些?

答:
营养素是为了维持机体繁殖、生长发育和生存等一切生命活动和过程,而需要从外界环境中摄取的物质。目前主要包括六大类:蛋白质、脂肪、糖类、矿物质(包括微量元素)、维生素和水。

50. 医院饮食的种类分为哪几种?如何区分?

答:
医院饮食分为基本饮食(普通饮食、软质饮食、半流质饮食、流质饮食)、治疗饮食(高热量、高蛋白质、低蛋白质、低脂肪、低胆固醇、低盐、无盐、高纤维、低渣饮食等)和试验饮食(肌酐试验、尿浓缩功能试验、甲状腺^{131}I试验、胆囊B超检查、葡萄糖耐量试验饮食等)。

51. 软质饮食的适用范围及其特点有哪些?

答:
软质饮食适于消化吸收功能差、咀嚼不便、低热、消化道术后恢复期的患者。其特点是营养平衡,易消化,易咀嚼,食物碎、烂、软,少油炸、油腻、粗纤维及强烈刺激性调料,一日 3～4 餐。

52. 半流质饮食的适用范围及其特点有哪些?

答:
半流质饮食适于口腔及消化道疾病、中等发热、体弱、手术后患者。其特点是食物呈半流质,无刺激性,易咀嚼、吞咽和消化,纤维少,营养丰富,一日 5～6 餐。

53. 流质饮食的适用范围及其特点有哪些？

答：

流质饮食适于口腔疾患、各种大手术后、急性消化道疾患、高热、病情危重、全身衰竭患者。其特点是：食物呈液状，易吞咽、易消化，无刺激性，所含热量与营养不足，只能短期使用，一日 6～7 餐。

54. 何谓治疗饮食？

答：

是在基本饮食的基础上，适当调节热能和营养素，以达到治疗及辅助治疗的目的，从而促进患者的康复。

55. 何谓高热量饮食？适用范围有哪些？

答：

高热量饮食是指每日总热量约为 3000 kcal/d。适用范围：热能消耗较高的患者及产妇。

56. 何谓高蛋白饮食？适用范围有哪些？

答：

高蛋白饮食是指成人每日摄入蛋白质 1.5～2.0 g/kg，每日蛋白质总量不超过 120 g/d。适用范围：高代谢性疾病、低蛋白血症患者及孕妇、乳母等。

57. 何谓低蛋白饮食？适用范围有哪些？

答：

低蛋白饮食是指每日蛋白质含量不超过 0.6～0.8 g/kg。适用范围：急性肾炎、尿毒症、肝性脑病等患者。

58. 何谓低脂肪饮食？适用范围有哪些？

答：

低脂肪饮食是指脂肪供给量少于 50 g/d，肝、胆、胰疾患者每日摄入量少于 40 g/d。适用范围：高脂血症，肝、胆、胰疾患，动脉硬化，高血压，冠心病，肥胖，腹泻等患者。

59. 何谓低胆固醇饮食？适用范围有哪些？

答：

低胆固醇饮食指成人膳食中胆固醇含量在 300 mg/d 以下，减少食用动物内脏、脑、饱和脂肪、鱼籽等。适用范围：高胆固醇血症、高脂血症、动脉硬化、高血压、冠心病等患者。

60. 何谓低盐饮食？适用范围有哪些？

答：

低盐饮食是指每日食盐量 < 2 g，不含食物内自然存在的含钠量。适用范围：急慢性肾炎、肝硬化伴腹水、重度高血压、心脏病、先兆子痫、水钠潴留等患者。

61. 何谓无盐饮食？

答：

无盐饮食是指除食物内自然含钠量外，不放食盐烹调，饮食中含钠量 < 0.7 g/d。

62. 何谓试验饮食？临床常用的试验饮食有哪些？

答：

试验饮食是指在特定时间内，通过对食物内容的调整来帮助诊断疾病和提高实验室检查结果正确性的一种饮食。临床常用的有肌酐试验饮食、尿浓缩功能试验饮食（干饮食）、甲状腺 ^{131}I 试验饮食、胆囊造影检查饮食、葡萄糖耐量试验饮食。

63. 临床常用试验饮食的适用范围是什么？

答：
（1）肌酐试验饮食用于协助检测肾小球滤过功能。
（2）尿浓缩功能试验饮食（干饮食）用于检查肾小管浓缩功能。
（3）甲状腺 ^{131}I 试验饮食用于协助测定甲状腺功能。
（4）胆囊造影检查饮食用于协助造影检查有无胆囊、胆管、肝胆管疾病。
（5）葡萄糖耐量试验饮食用于糖尿病的诊断。

64. 何谓胃肠内营养？

答：
胃肠内营养是采用口服或管饲等方式经胃肠道提供代谢需要的营养物质及其他各种营养素的营养支持方式。

65. 胃肠内营养的并发症有哪些？

答：
（1）胃肠道并发症，如恶心、呕吐、腹胀、腹泻、便秘。
（2）机械性并发症，如喂养管相关损伤和管道阻塞。
（3）感染性并发症及代谢性并发症。

66. 何谓管饲饮食？临床上应用的管饲类型有几种？

答：
管饲饮食是通过导管将营养丰富的流质饮食或营养液、水、药物等注入胃肠道的方法。根据胃肠道插管的途径，可分为鼻胃管、口胃管、鼻肠管、造瘘管。

67. 鼻饲的适应证有哪些？

答：
（1）昏迷患者。
（2）不能经口进食者，如口腔疾患、口腔术后的患者。
（3）某些手术后或肿瘤患者。

(4) 食管狭窄患者。
(5) 食管气管瘘患者。
(6) 拒绝经口进食者。
(7) 早产儿。
(8) 病情危重的婴幼儿等。

68. 留置胃管插入深度的测量方法是什么？

答：

成人插入深度一般为鼻尖至耳垂再到胸骨剑突或前额发际至胸骨剑突的距离。

69. 留置胃管插入时的观察要点是什么？

答：

插管过程中密切观察患者反应，并给予相应处理，若出现恶心，应暂停片刻，嘱患者深呼吸或做吞咽动作。若出现呛咳、呼吸困难、发绀等情况，应立即将管拔出，休息片刻后重插。

70. 确定胃管在胃内有哪三种方法？

答：

（1）在胃管末端连接注射器抽吸，能抽出胃液。
（2）置听诊器于患者胃部，快速经胃管向胃内注入 10 ml 空气，听到气过水声。
（3）将胃管末端置于盛水的治疗碗中，无气体逸出。

71. 食管的三个狭窄位于哪几处？留置鼻饲管时应注意什么？

答：

食管三个狭窄位于环状软骨水平处、平气管分叉处、食管通过膈肌处。留置鼻饲管时应注意插管动作应轻柔，以免损伤食管黏膜。

72. 给昏迷患者留置鼻饲管时应注意什么？

答：

对于昏迷患者，因其吞咽和咳嗽反射消失、无法配合，为提高插管的成功率，在插管前应将患者的头向后仰。当胃管插至 15 cm（会厌部）时，将患者头部托起，使下颌靠近胸骨柄，以增大咽喉部通道的弧度，便于管端沿后壁滑行，缓缓插入至预定长度。

73. 管饲流质饮食的注意事项包括哪些？

答：

（1）管饲饮食的量开始时宜少，待患者适应后再逐渐增加。

（2）增加维生素 C 的摄入量，可采用新鲜果蔬汁，如橘汁、西红柿汁等，并注意与奶液分开灌入，以防凝块。

（3）饮食最好新鲜配制，并保存于冰箱中，用前检查有无腐败变质。

（4）一般灌入的管饲饮食液的温度为 38～40 ℃。持续滴入者，溶液温度可与正常室温相同。

74. 何谓要素饮食？要素饮食目的是什么？

答：

要素饮食是一种化学组成明确的低聚或单体物质的混合物，含有氨基酸或蛋白水解物、葡萄糖、脂肪、矿物质和维生素，与水相溶后即成为液体或稳定的悬浮液。要素饮食可提高患者对热能及氨基酸等营养素的摄入，改善患者的营养状况，达到治疗和辅助治疗的目的。

75. 使用要素饮食的注意事项是什么？

答：

（1）将配制好的要素饮食放在 0～4 ℃冰箱内保存，并应保证 24 h 内用完，防止被细菌污染和变质。

（2）要素饮食不能高温蒸煮，但可适当加温。

（3）应用要素饮食期间应定期评估和记录体重，观察尿量和排便次数及性状，检查血糖、尿糖、尿素氮、电解质、肝功能、粪便隐血、出凝血时间和凝血酶等指标。

76. 临床上使用肠内营养泵的优点有哪些？

答：

可以控制输注的剂量、速度和时间，提供稳定、持续的灌注率，避免快速灌注引起的胃肠道并发症；提高肠内营养耐受性，帮助人体胃肠道功能尽快恢复；减少腹泻的发生；稳定患者血糖水平等。

77. 何谓胃肠外营养？其目的是什么？

答：

胃肠外营养是根据患者的需要，通过周围静脉或中心静脉输入患者所需的全部能量及营养素的一种营养支持方法，包括糖类、氨基酸、脂肪乳剂、各种维生素、电解质和微量元素等。目的：使患者在无法正常进食的状况下仍可以维持机体营养状况、促进患者创伤愈合和机体康复以及幼儿的生长发育。

78. 胃肠外营养的适应证是什么？

答：

（1）肠道梗阻或肠道吸收障碍：如肠缺血、多发肠瘘、顽固性呕吐腹泻等。
（2）重症胰腺炎：肠麻痹未消除、无法完全耐受肠内营养。
（3）高分解代谢状态：大面积烧伤、严重感染等。
（4）严重营养不良。

79. 胃肠外营养的导管相关并发症分为哪几类？

答：

胃肠外营养的导管相关并发症分为机械性并发症、感染性并发症、血栓栓塞并发症。

80. 男性尿道有什么特点？

答：

男性尿道长 18～20 cm，有三个狭窄，即尿道内口、尿道膜部、尿道外口；有两个弯曲，即耻骨前弯和耻骨下弯。耻骨下弯固定无变化，耻骨前弯则随阴茎位置不同而变化，如阴茎向上提起时，耻骨前弯即消失。

81. 女性尿道有什么特点？

答：

女性尿道长 4～5 cm，较男性尿道短、直、粗，易发生尿道的逆行感染。

82. 正常新鲜尿液的特点有哪些？

答：

正常新鲜尿液清澈透明，呈淡黄色或深黄色，尿比重为 1.015～1.025，pH 为 4.5～7.5。

83. 成人正常的尿量是多少？

答：

成人 24 h 尿量为 1000～2000 ml，平均在 1500 ml 左右。一般白天排尿 3～5 次，夜间 0～1 次，每次尿量 200～400 ml。

84. 儿童正常的尿量是多少？

答：

新生儿期：1～3 ml/(h·kg)；婴儿期：400～500 ml/d；幼儿期：500～600 ml/d；学龄前期：600～800 ml/d；学龄期：800～1400 ml/d。

85. 成人尿量的变化及原因有哪些？

答：

（1）多尿（24 h 尿量＞2500 ml）：摄入液体过多或产后胎盘循环终止时，

以及糖尿病、尿崩症、肾衰竭等患者。

（2）少尿（24 h 尿量 < 400 ml 或每小时尿量少于 17 ml）：发热、液体摄入过少、休克等循环血量减少的患者或心脏、肾、肝衰竭患者。

（3）无尿（又称尿闭，24 h 尿量 < 100 ml 或 12 h 内无尿）：严重休克、急性肾衰竭、药物中毒等患者。

86. 尿量异常的护理要点有哪些？

答：

（1）记录 24 h 出入液量和尿比重，监测酸碱平衡和电解质变化，监测体重变化。

（2）根据尿量异常的情况监测相关并发症的发生，有无脱水、休克、水肿、心力衰竭、电解质紊乱表现等。

（3）遵医嘱补充水、电解质。

87. 尿液颜色异常如何分类？常见于哪些疾病？

答：

（1）血尿：常见于急性肾小球肾炎、输尿管结石、泌尿系统肿瘤、结核及感染。

（2）血红蛋白尿：见于血型不合的输血、恶性疟和阵发性睡眠性血红蛋白尿。

（3）胆红素尿：见于阻塞性黄疸和肝细胞性黄疸。

（4）乳糜尿：见于丝虫病。

88. 膀胱刺激征的临床表现有哪些？

答：

膀胱刺激征主要表现为尿频、尿急、尿痛，主要由膀胱及尿道感染和机械性刺激引起。

89. 何谓尿潴留？

答：

尿潴留指尿液大量存留在膀胱内而不能自主排出。患者主诉下腹胀痛、排尿困难。体检可见耻骨上膨隆,扪及囊样包块,叩诊呈实音,有压痛。

90. 尿潴留的护理措施包括哪些?

答:

提供隐蔽的排尿环境;调整合适的体位和姿势;诱导排尿;局部热敷、按摩;心理护理;健康教育;必要时根据医嘱实施导尿术。

91. 何谓尿失禁?尿失禁的分类是什么?

答:

尿失禁指排尿失去意识控制或不受意识控制,尿液不自主地流出。根据临床表现,尿失禁一般分为四种类型:真性尿失禁、充盈性尿失禁、压力性尿失禁、急迫性尿失禁。

92. 尿失禁的护理措施包括哪些?

答:

皮肤护理;外部引流;重建正常的排尿功能;对长期尿失禁的患者可行留置导尿;注意保持皮肤清洁干燥;心理护理。

93. 留置导尿的目的有哪些?

答:

(1) 抢救危重、休克患者时正确记录尿量、比重,以观察患者的病情变化。
(2) 为盆腔手术排空膀胱,避免术中误伤。
(3) 某些泌尿系统疾病手术后,便于引流和冲洗,并减轻手术切口张力,促进切口愈合。
(4) 为尿失禁或会阴部有伤口的患者引流尿液,保持会阴部的清洁干燥。
(5) 为尿失禁患者行膀胱功能训练。

94. 男、女患者导尿管插入的深度各是多少?

答:

使用普通尿管时,男性插入 20～22 cm,见尿后再插入 2 cm;女性插入 4～6 cm,见尿后再插入 1 cm。使用带有球囊的导尿管导尿时,见尿后插入的深度需要超过导尿管头端与球囊末端的距离,其距离一般为 4 cm,故见尿后需要再插入 5～7 cm,否则会因球囊压迫膀胱肌层而出现疼痛等不适。

95. 留置尿管患者的主要护理要点是什么?

答:

(1) 防止泌尿系逆行感染,应保持尿道口清洁,注意集尿袋及尿管的更换。
(2) 鼓励患者多饮水,达到自然冲洗尿路的目的。
(3) 训练膀胱反射功能。
(4) 注意患者的主诉并观察尿液情况,发现异常应及时处理,每周尿常规检查 1 次。

96. 膀胱高度膨胀首次导尿量不得超过多少?为什么?

答:

对膀胱高度膨胀且又极度虚弱的患者,第一次放尿不得超过 1000 ml。因为大量排尿可使腹腔内压急剧下降,血液大量留滞在腹腔内,导致血压下降而虚脱;又因膀胱内压突然降低,导致膀胱黏膜急剧充血,发生血尿。

97. 拔出气囊导尿管时应注意什么?

答:

确定拔管后,先用注射器将气囊内的水抽尽,使气囊呈扁形负压状方可拔管,以防止损伤尿道。

98. 膀胱冲洗的目的有哪些?

答:

(1) 对留置尿管且有膀胱出血的患者,保持尿液引流通畅。

(2) 清洁膀胱，清除膀胱内的血凝块、黏液及细菌等，预防感染。

(3) 治疗某些膀胱疾病，如膀胱炎、膀胱肿瘤。

99. 异常粪便常见于哪些疾病？

答：

(1) 鲜血便：见于痔疮或肛裂时粪便表面有鲜红色血液。

(2) 柏油样便：见于上消化道出血。

(3) 白陶土便：见于各种原因引起的胆道阻塞。

(4) 果酱样便：见于肠套叠、阿米巴痢疾。

(5) 暗红色血便：见于下消化道出血。

(6) 稀便或水样便：见于消化不良或急性肠炎。

(7) 扁条形或带状便：见于肠道部分梗阻或直肠狭窄。

100. 肠胀气患者的护理要点有哪些？

答：

(1) 指导患者养成良好的饮食习惯（细嚼慢咽）。

(2) 去除引起肠胀气的原因。

(3) 鼓励患者适当活动。

(4) 轻微胀气时，可行腹部热敷或腹部按摩、针刺疗法。严重胀气时，遵医嘱给予药物治疗或行肛管排气。

101. 腹泻患者的护理要点有哪些？

答：

(1) 去除病因：如肠道感染，遵医嘱给予抗生素治疗。

(2) 卧床休息。

(3) 饮食护理：少量多次饮水，给予清淡的流食或半流食，严重腹泻时可禁食。

(4) 维持水和电解质平衡。

(5) 维持皮肤完整性。

(6) 密切观察病情：记录排便的性质、次数、量等，必要时留取标本送检。如疑为传染病，则按肠道隔离原则护理。

102. 排便失禁患者的护理要点有哪些?

答:

(1) 心理安慰与支持:排便失禁的患者常感到自卑和忧郁,护士应尊重和理解患者。

(2) 保护皮肤:保持肛周皮肤清洁、干燥、健康。

(3) 帮助患者重建控制排便的能力。

(4) 摄入足够水分:如无禁忌,保证患者每天摄入足量的液体,一般为 1500～2000 ml。

(5) 保持清洁、空气清新:保持床褥、衣服清洁,室内空气清新。

103. 便秘患者的健康教育内容有哪些?

答:

(1) 帮助患者重建正常的排便习惯。

(2) 合理安排膳食,促进肠蠕动,多食蔬菜、水果、豆类、粗粮等高纤维食物,刺激排便反射,多饮水,病情允许时每日液体摄入量应不少于 2000 ml。

(3) 鼓励患者适当运动以增加肠蠕动和肌张力,促进排便。

104. 大量不保留灌肠的目的是什么?

答:

(1) 缓解便秘、肠胀气。

(2) 清洁肠道,为肠道手术、检查或分娩做准备。

(3) 稀释并清除肠道内的有害物质,减轻中毒。

(4) 灌入低温液体,为高热患者降温。

105. 影响灌肠效果的因素有哪些?

答:

灌肠液的种类、浓度、量与温度,液面距离肛门的高度,流速、压力和患者卧位等。

106. 大量不保留灌肠的注意事项有哪些？

答：

（1）妊娠、急腹症、严重心血管疾病的患者禁止灌肠。

（2）伤寒患者灌肠液量不得超过 500 ml，液面不得超过肛门 30 cm。

（3）肝性脑病患者禁用肥皂水灌肠。

（4）充血性心力衰竭和水钠潴留患者禁用 0.9% 氯化钠溶液灌肠。

（5）成人每次使用量 500～1000 ml，小儿 200～500 ml。溶液温度一般为 39～41 ℃，降温时用 28～32 ℃，中暑用 4 ℃，筒内液面高于肛门 40～60 cm。

（6）灌肠时患者如有腹胀或便意，嘱患者做深呼吸。

（7）灌肠过程中应注意观察患者的病情变化，如发现脉速、面色苍白、出冷汗、剧烈腹痛、心悸、气急，应立即停止灌肠并通知医生，采取应急措施。

107. 保留灌肠的目的是什么？

答：

镇静、催眠及肠道感染、慢性盆腔炎、肝性脑病等的配合治疗。

108. 保留灌肠的注意事项有哪些？

答：

（1）保留灌肠以晚上睡前灌肠为宜，灌肠前嘱患者排便排尿。

（2）了解灌肠目的和病变部位，以确定患者的卧位和插入肛管的深度。

（3）保留灌肠时，应选择较细的肛管，插入要深，成人 15～20 cm，幼儿 5～7.5 cm，婴儿 2.5～4 cm，液量要少于 200 ml，压力要低。

（4）肛门、直肠、结肠手术的患者及排便失禁的患者，不宜做保留灌肠。

109. 何谓医院感染？

答：

医院感染又称为医院获得性感染、医院内感染，是指住院患者在医院内获得的感染，包括在住院期间发生的感染和在医院内获得而出院后发生的感染，但不包括入院前已开始或入院时已处于潜伏期的感染，医院工作人员在医院内获得的感染也称医院感染。

110. 何谓交叉感染和自身医院感染？

答：
（1）交叉感染又称外源性医院感染，是指各种原因引起的患者在医院内遭受非自身固有病原体侵袭而发生的医院感染。
（2）自身医院感染又称内源性医院感染，指各种原因引起的患者在医院内遭受自身固有病原体侵袭而发生的医院感染。

111. 有效控制医院感染的关键措施有哪些？

答：
（1）清洁、消毒、灭菌。
（2）正确应用无菌技术。
（3）隔离。
（4）合理使用抗生素。
（5）监测和通过监测进行效果评价。

112. 何谓医院感染暴发？

答：
医院感染暴发是指在医疗机构或其科室的患者中，短时间内发生3例及以上同种同源感染病例的现象。

113. 外源性感染的主要传播途径有哪些？

答：
接触传播、空气传播、飞沫传播。

114. 何谓隔离？

答：
隔离是指采用各种方法、技术，防止病原体从患者及携带者传播给他人的措施。通过隔离可以切断感染链，将传染源、高度易感人群安置在指定地点，暂时避免和周围人群接触，防止病原微生物在患者、工作人员及媒介物中扩散。

115. 隔离有哪些种类？

答：

（1）切断传播途径的隔离：如接触传播的隔离、空气传播的隔离、飞沫传播的隔离。

（2）保护性的隔离。

（3）其他：如严密隔离、消化道隔离、血液体液隔离和昆虫隔离。

116. 何谓清洁？

答：

清洁是指用物理方法清除污染物体表面的有机物（包括有害微生物）和污迹、尘埃。其目的是去除和减少微生物。

117. 何谓消毒？

答：

消毒是指用物理或化学方法消除外环境和物品上除芽孢以外的所有病原微生物的过程。

118. 何谓灭菌？

答：

灭菌是指杀灭或去除外环境中物体携带的一切微生物的过程。

119. 临床常用的消毒灭菌方法包括哪两类？

答：

临床常用的消毒灭菌方法包括物理消毒灭菌法和化学消毒灭菌法。

120. 什么是物理消毒灭菌法？

答：

物理消毒灭菌法是利用物理因素如热力、辐射、过滤等消除或杀灭病原微生

121. 效果最好的热力消毒灭菌方法是什么？

答：
压力蒸汽灭菌法是效果最好的热力消毒灭菌方法。

122. 使用紫外线灯应如何防护？

答：
使用紫外线灯时注意保护眼睛和皮肤，使其不被紫外线直接照射，一般在无人的环境中使用，必要时戴防护镜，穿防护衣，照射完毕后应开窗通风。

123. 紫外线灯进行空气消毒时的有效距离和时间各为多少？

答：
紫外线消毒灯距离地面 1.8～2.2 m，室内紫外线消毒灯的数量为平均每立方米不少于 1.5 W，照射时间不少于 30 min。

124. 紫外线灯管消毒时的注意事项包括哪些？

答：
（1）每周用 75% 乙醇布巾擦拭紫外线灯一次，发现灰尘、污垢，应随时擦拭。
（2）消毒环境清洁干燥，温度 20～40 ℃、相对湿度 40%～60%。
（3）从灯亮 5～7 min 后开始记录消毒时间，灯管使用超过 1000 h 需更换。
（4）照射时人应离开房间，照射完毕开窗通风。
（5）每季度监测 1 次灯管照射强度，普通 30 W 直管型新灯辐照强度应≥ 90 μW/cm^2，使用中辐照强度应≥ 70 μW/cm^2。

125. 如何用紫外线强度指示卡测定紫外线灯的强度？

答：
在紫外线灯亮 5 min 后，将指示卡色块面朝向灯管放置在被检灯管中央垂直 1 m 处，照射 1 min，立即观察指示卡色块，将反应色块与标准色块进行比较，记录结果。

126. 紫外线消毒效果的监测方法有哪些？

答：

（1）物理监测法：开启紫外线灯 5 min 后，将紫外线辐射计置于所测紫外线灯下正中垂直 1 m 处，仪表稳定后所示结果为该灯管的辐照强度值。

（2）化学监测法：开启紫外线灯 5 min 后，将紫外线灯强度辐射指示卡置于紫外线灯下，正中垂直 1 m 处照射 1 min，判断辐射强度。

（3）生物监测法：每个月一次将菌片置于紫外线灯下，消毒完毕检测细菌菌落数，以判断其消毒效果。

127. 常用的化学消毒方法有哪几种？

答：

浸泡法、擦拭法、喷雾法和熏蒸法。

128. 含氯消毒剂使用时的注意事项有哪些？

答：

（1）密闭保存在阴凉、干燥、通风处，粉剂需防潮。

（2）使用时应现配现用，使用时间 ≤ 24 h。

（3）不宜用于金属制品、有色织物及油漆家具的消毒。

（4）如存在大量有机物，应延长作用时间或提高消毒液浓度。

129. 洗手的"五个时刻"有哪些？

答：

（1）接触患者前。

（2）清洁、无菌操作前。

（3）暴露患者体液风险后。

（4）接触患者后。

（5）接触患者周围环境后。

130. 无菌技术操作有哪些原则?

答:

(1) 无菌技术操作必须在清洁的环境中进行,治疗室每天用紫外线照射消毒一次。

(2) 进行无菌操作要衣帽整洁,戴好口罩,洗净双手。

(3) 无菌物品与非无菌物品应分别放置,并定期进行检查。

(4) 取无菌物品必须使用无菌持物钳。

(5) 未经消毒的手和物品,不可触及或跨越无菌区。

(6) 无菌物取出后,虽未动用,亦不能再放回原处。

(7) 执行无菌操作的地方要宽阔,以防无菌物品被污染。

(8) 进行无菌操作时,如疑有污染或已被污染,即不可使用,应更换或重新灭菌。

(9) 一份无菌物品,只能供一名患者使用,以防发生交叉感染。

131. 已铺好的无菌盘和打开过的无菌包、盒,保持多长时间有效?

答:

铺好的无菌盘,无菌有效期不超过 4 h;已开启的无菌包、盒,无菌有效期为 24 h。

132. 倒取无菌溶液的注意事项有哪些?

答:

(1) 严格遵循无菌操作原则。

(2) 不可将物品伸入无菌溶液瓶内蘸取溶液,倾倒取液体时不可直接接触无菌溶液瓶口。

(3) 已倒出的溶液不可再倒回瓶内,以免污染剩余溶液。

(4) 已开启的无菌溶液瓶内的溶液,24 h 内有效,余液只可作为清洁操作使用。

133. 何谓标准预防?

答:

标准预防是指提供医疗服务时,假定所有患者的血液、体液、分泌物、排泄物、非完整性皮肤和黏膜均可能含有感染性因子,针对医院所有患者和医务人员采取的一组预防感染措施。

134. 标准预防的措施包括哪些?

答:

(1) 手卫生。

(2) 戴手套。

(3) 戴口罩/护目镜/防护面罩/穿防护衣。

(4) 安全注射,防止锐器伤。

(5) 正确处理污染的物品与医疗器械。

(6) 严格执行消毒灭菌制度和各项操作规程。

(7) 污染的环境或传染性疾病患者应做好相应的隔离。

(8) 各种仪器和装置放于适当位置,方便操作和使用。

135. 在什么情况下应穿隔离衣?

答:

(1) 患者实行保护性隔离时,如为大面积烧伤患者、骨髓移植患者等实行诊疗、护理时。

(2) 接触经接触传播的感染性疾病患者时,如为传染病患者、多重耐药菌感染患者等提供诊疗时。

(3) 可能受到患者血液、体液、分泌物、排泄物喷溅时。

136. 何谓保护性隔离?

答:

保护性隔离也称"反向隔离",是为保护易感人群免受感染而制订的隔离与预防措施,适用于抵抗力低下或极易感染的患者,如早产婴儿、大面积烧伤、白血病、脏器移植及免疫缺陷等患者。

137. 给药原则有哪些？

答：

（1）根据医嘱准确给药，如对医嘱有疑问，应向医生提出，不可盲目执行或擅自更改医嘱。

（2）严格执行"三查八对"制度，"三查"指操作前、操作中、操作后查，"八对"指核对床号、姓名、药名、浓度、剂量、用法、时间及药品有效期，此外，用药前应检查药物的质量，对疑有变质或已过有效期的药物，应停止使用。

（3）安全正确用药。

（4）给药后密切观察药物疗效和不良反应。

138. 高危药品管理应注意什么？

答：

高危药品（包括麻醉药、剧毒药等）管理应注意：专用药柜，分类放置；分级管理；实行双人复核；先领先用；专人负责，加锁保管，使用专本登记，且严格执行交班制度。

139. 不同给药途径药物吸收速度的顺序是什么？

答：

由快至慢的顺序为：动、静脉注射＞气雾吸入＞舌下含服＞直肠给药＞肌内注射＞皮下注射＞口服给药＞皮肤给药。

140. 医嘱的种类有哪几种？

答：

（1）长期医嘱：是指自医生开写医嘱起，至医嘱停止，有效时间在 24 h 以上的医嘱。

（2）临时医嘱：有效时间在 24 h 内，应尽量在短时间内执行，有的需立即执行（st），通常只执行一次。

（3）备用医嘱：分为长期备用医嘱和临时备用医嘱两种。①长期备用医嘱（prn）：是指有效时间在 24 h 以上，在必要时使用的医嘱，由医生注明停止日期后方失效；②临时备用医嘱（sos）：是指自医生开始写医嘱起 12 h 内有效，必要时执行,过期未执行则自动失效。

141. 护士在什么情况下可以执行口头医嘱?

答:

在抢救或手术过程中可执行医生的口头医嘱。

142. 护士如何执行口头医嘱?

答:

医生下达口头医嘱时,执行护士应先复述一遍,双方确认无误后方可执行,护士需记录执行时间,并保留用过的空安瓿,以备复查。医生应在 4 h 内补记口头医嘱,并签字。

143. 药物分类保管的原则有哪些?

答:

(1)易过期的药物,如抗生素、胰岛素等,应按有效期先后次序使用。

(2)易被热破坏的药物,如蛋白制剂、疫苗等,须置于干燥、阴凉处或放在 2~10 ℃冰箱内保存。

(3)易燃易爆的药品,如乙醇、乙醚、环氧乙烷等,应单独存放,注意密闭保存于低温处,远离火源。

(4)易挥发、潮解和风化的药物,如乙醇、过氧乙酸等,应密闭保存,用后注意盖紧瓶盖。

(5)易光解和遇光变质的药物,如维生素C、氨茶碱等,应装在有色瓶内或放在有避光纸的药盒内,置于暗处保存。

144. 口服给药的操作要点有哪些?

答:

(1)小剂量液体药物,应精确量取,确保剂量准确。

(2)协助患者服药,确认服下后方可离开,对危重和不能自行服药的患者应予喂药。

(3)鼻饲给药时,应将药物研碎,用水溶解后由胃管注入,并充分冲洗管腔。

145. 如何按照药物性能指导患者正确服药？

答：

（1）对牙齿有腐蚀作用或使牙齿着色的药物，应用吸管吸服后漱口，以保护牙齿。

（2）缓释片、肠溶片、胶囊吞服时不可嚼碎。

（3）舌下含片应放舌下或两颊黏膜与牙齿之间，待其溶化。

（4）健胃药宜在饭前服；助消化药及对胃黏膜有刺激性的药物宜在饭后服。

（5）催眠药在睡前服。

（6）驱虫药宜在空腹或半空腹服用。

（7）抗生素及磺胺类药物应注意准时服药，磺胺类药物服药后宜多饮水。

（8）服用止咳糖浆后不宜立即饮水。

（9）分发口服强心苷类药物前，须监测心率及节律变化，当患者脉率低于60次/分或节律不齐时应暂停发药，并告知医生。

146. 吸入激素类药物的患者应注意什么？

答：
遵医嘱用药，每次吸入治疗后，应用生理盐水漱口，预防口腔真菌感染。

147. 抽吸药液时的操作要点有哪些？

答：

（1）严格执行查对制度和无菌操作原则。

（2）自安瓿内吸取药液：将安瓿顶端药液弹至体部；消毒安瓿颈部后划一锯痕，再次消毒后折断；将注射器针头斜面向下置入液面以下，抽动活塞，吸取药液。

（3）自密封瓶内吸取药液：消毒后，用注射器吸入与所需药液等量的空气注入瓶内，倒转药瓶，使针尖在液面以下吸取所需药液，固定针栓，拔出针头。

（4）粉剂药的吸取：用无菌生理盐水或注射用水或专用溶媒将结晶或粉剂药充分溶解后吸取。

148. 皮内注射的注意事项有哪些?

答:

(1) 严格执行查对制度和无菌操作原则。

(2) 做皮试前,护士应详细询问患者的用药史、过敏史及家族史,如患者对皮试药物有过敏史,禁止皮试。

(3) 做皮试消毒皮肤时禁用含碘消毒剂。

(4) 皮试液应现用现配,剂量准确,并备好盐酸肾上腺素等急救药品及物品。

(5) 皮试结果阳性时,告知医师、患者及家属,并记录。

(6) 如皮试结果不能确定或怀疑假阳性时,应采取对照试验。

149. 臀大肌注射有哪两种定位方法?

答:

(1)"十字法":从臀裂顶点向左或向右作一水平线,然后从髂嵴最高点作一垂直线,将一侧臀部分为4个象限,其外上象限为注射部位,注意避开内角。

(2)"连线法":从髂前上棘至尾骨作一条连线,其外1/3处为注射部位。

150. 臀部肌内注射时为了使局部肌肉放松,可采取哪些体位?

答:

(1) 侧卧位:患者侧卧,上腿伸直,下腿稍弯曲。

(2) 俯卧位:患者俯卧,足尖相对,足跟分开,头偏向一侧。

(3) 仰卧位:注射时自然平卧,常用于危重及不能翻身的患者,嘱患者肌肉放松,勿紧张。

(4) 坐位:椅子稍高,便于操作,嘱患者坐正,放松局部肌肉。

151. 静脉补钾的原则是什么?

答:

不宜过浓、不宜过快、不宜过多、不宜过早。通常的原则是"见尿补钾"。

152. 为什么禁止从输液器小壶补钾？

答：

因为钾离子是细胞内的主要离子。血钾浓度过高，可使心肌细胞的自律性、兴奋性和传导性降低，造成传导阻滞，因此，补钾速度不可过快、浓度不可过高，不能从小壶滴入。

153. 20%的甘露醇静脉滴注时的滴注速度是多少？为什么要快速滴入？

答：

每250 ml 20%甘露醇应在30 min内滴注完毕。因为甘露醇作为小分子的晶体，只有快速进入血液循环才能在血液内形成一个高渗环境，提高血浆的晶体渗透压，增加血－脑之间的渗透压差，使脑组织水分移向血液循环内，从而降低颅内压，减轻脑水肿。如慢速进入血循环，则不能明显提高血浆渗透压，因而无明显组织脱水作用。

154. 输液过程中应严格掌握输液速度，减慢输液速度和加快输液速度常见于哪些患者？

答：

对有心、肺、肾疾病的患者，老年患者、婴幼儿以及输注高渗、含钾或升压药液的患者，要适当减慢输液速度；对严重脱水、心肺功能良好者可适当加快输液速度。

155. 常见的输液反应有哪些？

答：

发热反应、循环负荷过重反应、静脉炎、空气栓塞。

156. 什么是用药依从性？

答：

依从性也称顺从性，指患者按医生规定进行治疗，与医嘱一致的行为，习惯称患者"合作",反之则称为非依从性。依从性可分为完全依从、部分依从(超过或不足剂量用药,增加或减少用药次数等)和完全不依从三类,在实际治疗中这三类依从性各占1/3。

157. 患者用药依从性差的常见原因有哪些?

答:
(1) 儿童患者因恐惧、任性不愿用药。
(2) 老年人记忆力减退、认知分辨力差。
(3) 患者亲属监督、陪护不够细心。
(4) 口服药物种类过多或剂型变化。
(5) 用药中发现药物不良反应。
(6) 经济原因及其他。

158. 治疗中常用溶液及作用有哪些?

答:
(1) 等渗溶液:0.9%氯化钠溶液、复方氯化钠溶液、5%葡萄糖氯化钠溶液。补充水分和电解质,维持体液和渗透压平衡。
(2) 高渗溶液:20%甘露醇、25%山梨醇、25%~50%葡萄糖溶液。利尿脱水,防止脑水肿。
(3) 胶体溶液:①右旋糖酐,分为中分子右旋糖酐、低分子右旋糖酐。中分子右旋糖酐用于提高血浆胶体渗透压,扩充血容量;低分子右旋糖酐用于降低血液黏稠度,改善微循环和抗血栓形成。②代血浆:羟乙基淀粉。扩容,使循环血量和心输出量显著增加。③血液制品:白蛋白注射液。维持胶体渗透压,补充蛋白质和抗体。④静脉高营养液:复方氨基酸、脂肪乳剂注射液。提供热量,补充蛋白质,维持正氮平衡,并补充各种维生素和矿物质。

159. 输液过程中巡视时应注意观察哪些情况?

答:
(1) 滴入是否通畅,针头或输液管有无漏液,针头有无脱出、阻塞或移位,输液管有无扭曲、受压。
(2) 有无溶液外溢,注射局部有无肿胀或疼痛。

（3）密切观察患者有无输液反应，如患者出现心悸、畏寒、持续性咳嗽等情况，应立即减慢或停止输液，并通知医生，及时处理。每次观察巡视后，应做好记录。

160. 静脉输液时预防静脉炎发生的措施有哪些？

答：

严格执行无菌技术操作，对血管壁有刺激性的药物应充分稀释后再应用，放慢输液速度，并防止药液漏出血管外。同时，有计划地更换输液部位，以保护静脉。

161. 静脉输液发生空气栓塞时患者有何临床表现？处理措施包括哪些？

答：

少量空气进入体内，可无症状。如大量空气进入，患者会出现突发性胸闷或胸骨后疼痛，随即出现呼吸困难、严重发绀和濒死感。心前区听诊可闻及响亮、持续的"水泡声"。

162. 静脉输液发生空气栓塞时的处理措施包括哪些？

答：

（1）立即取左侧卧位和头低脚高位。
（2）给予高流量吸氧。
（3）条件允许的情况下，可以通过中心静脉导管抽出空气。
（4）严密观察患者病情变化。

163. 根据胰岛素作用时间长短可将胰岛素分为哪几类？

答：

超短效胰岛素、短效胰岛素、中效胰岛素、长效胰岛素、超长效胰岛素。

164. 如何指导患者正确使用吸入性气雾剂？

答：

取下保护盖，将药瓶上下摇动，将出药口对准口腔，在慢慢吸气的同时压气雾剂阀门，然后闭上嘴，屏住呼吸 10 s 以上，使药物被充分吸入并附着在支气管和肺泡上，以便更好地发挥作用。

165. 青霉素过敏试验阳性患者有哪些表现？

答：

患者注射部位出现红肿，皮丘直径大于 1 cm，周围有伪足伴局部痒感；可有头晕、心悸、恶心，甚至发生过敏性休克。

166. 青霉素过敏性休克的抢救有哪些要点？

答：

（1）立即停药、平卧、保暖、氧气吸入。

（2）即刻皮下注射 0.1% 盐酸肾上腺素 0.5～1 ml，小儿酌减，如症状不缓解，可每 20～30 min 皮下或静脉再注射 0.5 ml，同时给予地塞米松 5 mg 静脉注射，或用氢化可的松 200～300 mg，加入 5%～10% 葡萄糖溶液静脉滴注。

（3）抗组胺类药物，如盐酸异丙嗪 25～50 mg 或苯海拉明 40 mg 肌内注射。

（4）针刺疗法，如取人中、内关等穴位。

（5）经上述处理病情不好转、血压不回升，需扩充血容量，可用右旋糖酐。必要时可用升压药，如多巴胺、间羟胺、去甲肾上腺素静脉滴注。

（6）呼吸受抑制时可用呼吸兴奋剂，如尼可刹米、山梗菜碱等。必要时施行人工呼吸或行气管切开术。

（7）心脏骤停时，立即进行复苏抢救。施行胸外心脏按压。

（8）在抢救的同时应密切观察病情，如意识状态、血压、体温、脉搏、呼吸、尿量和一般情况等，根据病情变化采取相应的急救措施。

167. 何谓冷、热疗法？

答：

冷、热疗法是利用低于或高于人体温度的物质作用于体表皮肤，通过神经传导引起皮肤和内脏器官血管的收缩或舒张,从而改变机体各系统体液循环和新陈代谢,达到治疗目的的方法。

168. 冷疗的作用有哪些?

答:

(1) 控制炎症扩散:冷疗可使局部毛细血管收缩,血流减慢,降低细胞的活力和代谢,从而抑制炎症的扩散,常用于炎症早期。

(2) 减轻局部充血和出血:冷疗可使毛细血管收缩,从而减轻局部充血和出血,常用于鼻出血和局部软组织损伤的早期。

(3) 减轻疼痛:冷疗可抑制细胞的活动,使神经末梢的敏感性降低而减轻疼痛;还可使毛细血管的通透性降低,从而减轻由于局部组织充血、肿胀、压迫神经末梢而引起的疼痛,如压痛、烫伤。

(4) 降温:冷疗可通过局部或全身降温,减少脑细胞需氧量,从而利于脑细胞功能的恢复。

169. 影响冷、热疗法效果的因素有哪些?

答:
方式、面积、时间、温差、部位、个体差异。

170. 使用冰袋的目的及注意事项是什么?

答:

目的:降温、止血、镇痛、消炎。注意事项:经常巡视观察用冷局部皮肤情况等,有异常立即停止用冷。过程中经常检查冰袋有无漏水、冰块是否融化,以便及时更换或添加。如为降温,冰袋使用后 30 min 需测体温,当体温降至 39 ℃以下时,应取下冰袋,并在体温单上做好记录。冰袋使用时间不得超过 30 min,如需长时间使用,须间隔 1 h 后再用。

171. 禁用冷疗的特殊部位有哪些?

答:

(1) 枕后、耳郭、阴囊处,用冷易引起冻伤。

（2）心前区，用冷易引起反射性心率减慢、心律不齐。

（3）腹部，用冷易引起腹泻。

（4）足底，用冷可使末梢血管收缩而影响散热，或反射性引起一过性的冠状动脉收缩，对于高热降温者及心脏病患者应避免足心用冷。

172. 局部用冷时间过久，可出现冻伤致组织坏死，为什么？

答：

因为持续用冷，局部营养、功能及细胞代谢都会发生障碍，甚至引起组织细胞死亡、脱落。

173. 乙醇拭浴的原理是什么？

答：

乙醇是一种易挥发性液体，拭浴时在皮肤上迅速蒸发，吸收和带走机体大量的热，并刺激皮肤血管扩张，因此散热效果较强。

174. 温水拭浴或乙醇拭浴的注意事项有哪些？

答：

（1）拭浴过程中，观察有无出现寒战、面色苍白、脉搏、呼吸异常情况，如有异常，停止拭浴，及时处理。

（2）胸前区、腹部、后颈、足底为拭浴的禁忌部位。

（3）儿童及血液病高热患者禁止乙醇拭浴。

（4）注意控制拭浴时间，每个部位（四肢、腰背部）3 min，全程控制在20 min 内。

（5）拭浴时，以拍拭（轻拍）方式进行，避免摩擦方式，因摩擦易生热。

（6）拭浴时，擦至腋窝、肘窝、手心处稍用力并延长停留时间，以促进散热。

175. 何谓冷、热疗继发效应？冷、热疗以多长时间为宜？

答：

冷、热疗继发效应是指用冷或用热超过一定时间，产生与生理效应相反作用的现象。因此，冷、热疗应有适当的时间，以 20～30 min 为宜，如需反复使用，中间必须给予 1 h 的休息时间，防止产生继发效应而抵消生理效应。

176. 复苏过程中为什么要用头部冰槽降温？

答：

为了降低脑细胞的代谢率，减少其耗氧量，提高脑细胞对缺氧的耐受性，减慢或抑制其损害的进展，有利于脑细胞恢复。

177. 热疗的作用有哪些？

答：

促进炎症的消散和局限、减轻深部组织充血、缓解疼痛、保暖与舒适。

178. 热疗的禁忌证包括哪些？

答：

（1）未经确诊的急性腹痛。
（2）面部危险三角区感染。
（3）各种脏器出血、出血性疾病。
（4）软组织损伤或扭伤初期。
（5）恶性肿瘤。
（6）有金属移植物部位。

179. 软组织损伤多长时间内禁止热疗？为什么？

答：

软组织损伤 48 h 内禁止热疗。如局部用热，可促进血液循环，从而加重皮下出血、肿胀和疼痛。

180. 消化道出血患者腹痛时为什么不能做热敷？

答：

脏器出血，如用热敷可使血管扩张，增加脏器血流量和血管通透性而加重出血。

181. 急腹症患者未确诊前为什么不能做热敷？

答：

热疗能减轻疼痛，急腹症尚未明确诊断前用热敷会掩盖病情，并且热疗法会促进炎症过程，有引发腹膜炎的危险。

182. 热水坐浴的目的是什么？

答：

目的为消炎、消肿、止痛，用于会阴部、肛门疾病及手术后。

183. 热水坐浴的注意事项是什么？

答：

（1）热水坐浴前，先排尿排便，因热水刺激肛门、会阴部易引起排尿、排便反射。

（2）坐浴中，应将臀部完全泡入水中。

（3）坐浴过程中应随时调节水温，冬季尤其注意室温与保暖。

（4）坐浴部位若有伤口，坐浴盆、溶液及用物必须无菌，坐浴后应按无菌技术操作原则处理伤口。

（5）女性患者经期、妊娠后期、产后2周内、阴道出血和盆腔急性炎症不宜坐浴，以免引起感染。

184. 热湿敷的目的是什么？水温应控制在多少？

答：

目的是解痉、消炎、消肿、止痛。控制湿敷水温在 50～60 ℃。

185. 热湿敷的注意事项是什么？

答：

（1）面部热敷患者，敷后 30 min 方能外出，以防受凉感冒。

（2）热湿敷过程中，应注意观察局部皮肤状况，及时更换敷布，以保持适当温度。

（3）伤口部位热湿敷，应按无菌操作进行，敷后按换药法处理。

186. 使用热水袋时应注意什么？

答：

（1）水温：成人 60～70 ℃，昏迷、老年、婴幼儿、感觉迟钝、循环不良等患者水温应低于 50 ℃。

（2）灌水 1/2～2/3 满，如为炎症部位热敷，热水袋灌水控制在 1/3 满，以免压力过大，引起疼痛。

（3）检查热水袋有无破损、漏水。

（4）使用时将热水袋装入布套内，老年患者、婴幼儿、感觉有障碍者等特殊患者使用热水袋，应再包一块大毛巾或放于两层毯子之间，以防烫伤。

（5）加强巡视，检查局部皮肤情况，如皮肤潮红、疼痛，停止使用，并在局部涂凡士林以保护皮肤，必要时床边交班。

（6）热疗时间不宜超过 30 min，如需长时间热疗，中间应间隔 1 h 后再使用。

187. 何谓压力性损伤？

答：

压力性损伤是位于骨隆突处、医疗或其他器械下的皮肤/软组织的局部损伤。可表现为完整皮肤或开放性溃疡，可伴有疼痛。损伤因强烈/长期存在的压力或压力联合剪切力导致。

188. 压力性损伤发生的原因是什么？

答：

（1）力学因素：是引起压力性损伤最基本、最重要的因素，主要为压力、摩擦力和剪切力。

（2）局部经常受潮湿或排泄物刺激：出汗、大小便失禁等。

（3）全身营养不良或水肿：皮肤较薄，抵抗力弱，皮下脂肪少。

（4）石膏绷带和夹板使用不当等。

（5）体温升高时组织对氧的需求量增加，细胞代谢率增高，从而降低对缺氧的耐受性。

（6）机体活动和（或）感觉障碍。

(7) 年龄因素：老年人因老化，导致皮肤易损性增加。

(8) 急性应激因素等。

189. 压力性损伤的好发部位有哪些？

答：

压力性损伤易发生在长期受压和缺乏脂肪组织保护、无肌肉包裹或肌层较薄的骨隆突处。因卧位不同，受压点不同，好发部位有所不同。

（1）仰卧位：枕骨粗隆、肩胛部、肘部、脊椎体隆突处、足跟部，尤其是骶尾部最易发生压力性损伤。

（2）侧卧位：耳郭、肩峰、肋骨、肘部、髋部、膝关节内外侧、内外踝。

（3）俯卧位：面颊部、肩部、女性乳房、男性生殖器、髂嵴、膝部、足尖。

（4）坐位：坐骨结节。

190. 剪切力是怎样产生的？

答：

剪切力是由两层组织相邻表面间的滑行而产生的进行性相对移位所引起，由压力和摩擦力协同作用而成，与体位有密切关系。

191. 软组织对压力和剪切力耐受性的影响因素有哪些？

答：

软组织对压力和剪切力的耐受性受微环境、营养、灌注、合并症以及软组织情况的影响。

192. 何谓器械相关压力性损伤？

答：

因用于诊断或治疗目的使用器械而产生的压力性损伤，称为器械相关压力性损伤，其损伤形状与器械形状一致。

193. 何谓黏膜压力性损伤?

答:
黏膜压力性损伤是指由于使用医疗器械导致相应部位黏膜出现的压力性损伤。由于这些损伤组织的解剖特点,无法进行分期。

194. 压力性损伤的分期包括什么?

答:
压力性损伤包括1期、2期、3期、4期、深部组织损伤期和不可分期。

195. 何谓潮湿环境相关性皮炎?

答:
潮湿环境相关性皮炎是指皮肤长期暴露在潮湿环境中所造成的皮肤损伤。这些潮湿的因素包括尿液或粪便、汗液、伤口渗液、胃肠消化液等。

196. 何谓失禁相关性皮炎?

答:
失禁相关性皮炎是皮肤长期或反复暴露于尿液或粪便中所造成的皮肤损伤。

197. 失禁性皮炎与压力性损伤如何鉴别?

答:

	失禁性皮炎	压力性损伤
病史	大小便失禁	暴露于压力/剪切力
部位	会阴、生殖器周围、臀部、臀沟、大腿上部内侧和后方、背部下方,可能会延伸到骨突处	骨突处或与医疗设备的位置相关
症状	疼痛、烧灼、瘙痒、刺痛	疼痛
形状/边缘	弥散,界限模糊/可能有污渍	清晰

续表

	失禁性皮炎	压力性损伤
表现/深度	带红斑的完整皮肤，有/没有浅表性、部分皮层丧失	带非苍白性红斑的完整皮肤、全部皮肤层丧失等
其他	可能出现继发性浅表性皮肤感染	可能出现继发性软组织感染

198. 评估压力性损伤风险时，需考虑哪些因素？

答：

评估压力性损伤的风险时需考虑移动和活动受限情况、承受的摩擦力和剪切力情况，此外，还需要考虑压力性损伤史、有无压力点疼痛、是否患有糖尿病、是否使用医疗器械，以及营养状态和皮肤潮湿度等。

199. 压力性损伤的高危人群有哪些？

答：

慢性神经系统疾病患者、脊髓损伤患者、老年患者、姑息治疗患者、肥胖患者、转运途中患者、长时间手术患者、新生儿和儿童、糖尿病患者、使用医疗器械患者。

200. 为预防压力性损伤，护士应如何进行皮肤和组织评估？

答：

评估时需检查有无红斑，若有红斑，须鉴别红斑范围和分析红斑产生的原因。此外，还应评估皮肤温度、水肿、硬度和疼痛情况。

201. 关于压力性损伤，有哪些预防性皮肤护理措施？

答：

（1）保持皮肤清洁，避免局部不良刺激。
（2）使用隔离产品，保护皮肤不受潮。
（3）避免用力摩擦或用力擦洗易患部位皮肤，防止造成皮肤损伤。
（4）失禁患者使用高吸收性失禁产品，并定期检查失禁情况，及时处理排泄物。

(5) 使用硅胶泡沫敷料等皮肤保护用品，保护易患部位皮肤。

(6) 摆放体位时避免红斑区域受压。

202. 对于压力性损伤的高危人群，在病情允许的情况下，给予患者何种饮食？

答：

病情允许的情况下，给予压力性损伤的高危人群高热量、高蛋白、富含维生素饮食，增强机体抵抗力和组织修复能力，并促进创面愈合，适当补充维生素C和锌。

203. 长期卧床患者最简单而有效地解除压力的方法是什么？

答：

经常翻身是长期卧床患者最简单而有效地解除压力的方法。

204. 压力性损伤的治疗与护理应采取何种措施？

答：

压力性损伤的治疗采取局部治疗和全身治疗相结合的综合性治疗措施。

(1) 全身治疗与护理：积极治疗原发病，补充营养和进行全身抗感染治疗等。

(2) 局部治疗与护理：除可采取压力性损伤预防措施用于局部治疗和护理外，还可以根据压力性损伤各期创面特点和伤口情况，采取针对性治疗和护理措施。①压力性损伤评估及愈合监测；②疼痛评估与处理；③使用伤口敷料；④伤口护理（包括清洗和清创）；⑤药物治疗；⑥其他措施：如生物敷料、生长因子、生物物理方法和手术治疗。

205. 分级护理的概念是什么？

答：

分级护理是指患者在住院期间，医护人员根据患者的病情和生活自理能力，确定并实施不同级别的护理。

206. 分级护理的原则是什么?

答:

确定患者的护理级别,应以患者病情和生活自理能力为依据,护士在工作中发现患者病情变化,应及时与医师沟通,根据患者的情况变化进行动态调整。

207. 特级护理适用于哪些患者?

答:

(1) 病情危重,随时可能发生病情变化而需要进行抢救的患者。
(2) 重症监护患者。
(3) 各种复杂或大手术后的患者。
(4) 严重创伤或大面积烧伤的患者。
(5) 使用呼吸机辅助呼吸,并需要严密监护病情的患者。
(6) 实施连续性肾替代治疗(CRRT),并需要严密监护生命体征的患者。
(7) 其他有生命危险,并需要严密监护生命体征的患者。

208. 特级护理的内容有哪些?

答:

(1) 严密观察患者的病情变化,监测生命体征。
(2) 根据医嘱,正确实施治疗、给药措施。
(3) 根据医嘱,准确记录出入量。
(4) 根据患者病情,正确实施基础护理和专科护理,如口腔护理、压疮护理、气道护理及管路护理,采取安全措施。
(5) 保持患者的舒适和功能体位。
(6) 实施床旁交接班。

209. 特级护理记录单书写要求有哪些?

答:

特级危重患者护理记录是指护士根据医嘱和病情对危重患者住院期间护理过程的客观记录。患者护理记录应当根据相应专科的护理特点书写。内容包括患者姓名、科别、住院病历号(或病案号)、床位号、页码、记录日期和时间、出入液量、体温、脉搏、呼吸、血压等病情观察、护理措施和效果、护士签名等。记录时间应当具体到分钟。

210. 一级护理适用于哪些患者？

答：
(1) 病情趋于稳定的重症患者。
(2) 手术后或者治疗期间需要严格卧床的患者。
(3) 生活完全不能自理且病情不稳定的患者。
(4) 生活部分自理，病情随时可能发生变化的患者。

211. 一级护理的内容有哪些？

答：
(1) 每小时巡视患者，观察患者的病情变化。
(2) 根据患者病情，测量生命体征。
(3) 根据医嘱，正确实施治疗、给药措施。
(4) 根据患者病情，正确实施基础护理和专科护理，如口腔护理、压疮护理、气道护理及管路护理，采取安全措施。
(5) 提供护理相关的健康指导。

212. 二级护理适用于哪些患者？

答：
(1) 病情稳定，仍需卧床的患者。
(2) 生活部分自理的患者。

213. 二级护理的内容有哪些？

答：
(1) 每2小时巡视患者，观察患者病情变化。
(2) 根据患者病情，测量生命体征。
(3) 根据医嘱，正确实施治疗、给药措施。
(4) 根据患者病情，正确实施护理措施和安全措施。

（5）提供护理相关的健康指导。

214. 三级护理适用于哪些患者？

答：

（1）生活完全自理且病情稳定的患者。
（2）生活完全自理且处于康复期的患者。

215. 三级护理的内容有哪些？

答：

（1）每3小时巡视患者，观察患者病情变化。
（2）根据患者病情，测量生命体征。
（3）根据医嘱，正确实施治疗、给药措施。
（4）提供护理相关的健康指导。

216. 分级护理巡视规定有哪些？

答：

（1）根据患者护理级别进行巡视，一级护理每小时巡视1次；二级护理每2 h巡视1次；三级护理每3 h巡视1次。
（2）采用方式：8am—10pm使用PDA进入"移动护理——护理巡视"扫码完成；10pm后可以使用"护理巡视单"完成巡视内容记录。
（3）巡视单记录内容包括：患者睡眠状态、治疗情况、卧位、管路、约束、床档等情况，在此基础上各科室可补充专科观察内容。

217. 不同护理级别护理病历的书写频次是什么？

答：

一级护理患者，一周至少记录2次；二级和三级护理的患者，一周至少记录1次；有病情变化，随时记录。

218. 一般护理记录包括哪些内容?

答:

护理记录是指护理人员对一般患者住院期间护理过程的客观记录。内容应包括患者姓名、科室、住院号、床位号、页码、记录日期和时间、病情观察、护理措施和效果、护士签名等。

219. 布雷登（Braden）压疮评分评定的内容包括哪些?

答:

感知、潮湿、活动能力、移动能力、营养、摩擦力和剪切力。

220. 布雷登（Braden）压疮评分如何评定压疮风险?

答:

19～23 分为无压疮风险，15～18 分为低压疮风险，13～14 分为中压疮风险，10～12 分为高危压疮风险，≤9 分为极高危压疮风险。

221. Morse 跌倒风险评分评定内容包括哪些?

答:

有无跌倒史、有无超过一个医学诊断、行走辅助情况、有无静脉输液治疗、步态及认知状态。

222. Morse 跌倒风险评分如何评定跌倒风险等级?

答:

0～24 分为低跌倒风险，25～44 分为中跌倒风险，≥45 分为高跌倒风险。

223. 日常生活活动能力评分的项目包括哪些?

答:

进食、洗澡、修饰、穿衣、控制大小便、如厕、床椅转移、平地行走、上下楼梯需要帮助的程度。

224. 日常生活活动能力评分标准是什么？

答：

(1) 生活自理：100 分，日常生活活动能力良好，不需他人帮助。

(2) 轻度功能障碍：61～99 分，能独立完成部分日常活动，但需一定的帮助。

(3) 中度功能障碍：41～60 分，需要极大帮助才能完成日常生活活动。

(4) 重度功能障碍：≤ 40 分，大部分日常生活活动不能完成或完全需他人照料。

225. 日常生活活动（ADL）能力评分频率要求是什么？

答：

(1) 患者入院和出院时评估 ADL 分值，并写入医疗病历首页。

(2) 在患者转出、转入时为患者进行 ADL 评分。

(3) 在住院期间，患者护理级别发生变化时，进行 ADL 评分。

(4) 患者手术后进行 ADL 评分。

(5) 患者病情变化时，进行 ADL 评分。

(6) 护士或护士长认为必要时，为患者进行 ADL 评分。

226. 常用的疼痛评估方法是什么？

答：
常用的疼痛评估方法有疼痛数字分级评分法、面部表情疼痛量表。

227. 什么是疼痛数字分级评分法？

答：

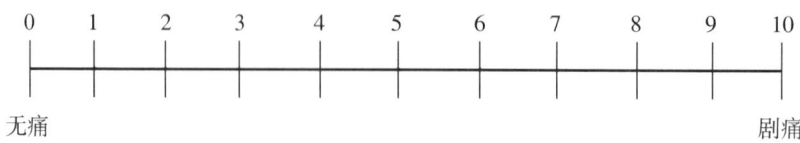

用 0～10 代表不同程度的疼痛；0 为无痛，1～3 为轻度疼痛（疼痛尚不影

响睡眠），4～6为中度疼痛，7～9为重度疼痛（不能入睡或睡眠中痛醒），10为剧痛。应该询问患者疼痛的严重程度，做出标记，或者让患者自己圈出一个最能代表自身疼痛程度的数字。此方法目前在临床上较为通用。

228. 什么是面部表情疼痛量表？

答：

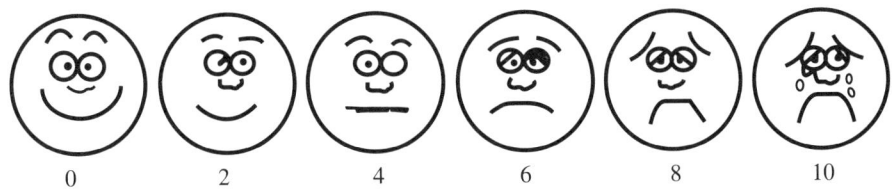

面部表情疼痛量表较为客观且方便，是在模拟法的基础上发展而来的。使用从快乐到悲伤及哭泣的6个不同表现的面容，简单易懂，适用面相对较广。从左到右分别评估为：无痛、轻微疼痛、轻度疼痛、中度疼痛、重度疼痛、剧烈疼痛。

229. 疼痛的处理原则是什么？

答：

重视健康宣教，选择合理的评估方法，尽早治疗，提倡多模式镇痛，注重个体化镇痛。

230. 什么是自控镇痛？

答：

自控镇痛是目前临床较普遍采用的一种经硬膜外或静脉途径的由患者自控的镇痛方法。麻醉医生根据患者情况和对疼痛的耐受力，预先配制镇痛药液后，通过镇痛泵持续小剂量输入；允许患者根据自身对疼痛的感受，在需要时自行按压镇痛泵装置键追加一定剂量的镇痛药，达到有效的镇痛效果。该方法使用灵活、及时，镇痛泵系统可在预先设定的时间内对患者的第二次要求不做出反应，防止药物过量。

231. Caprini 血栓风险评估如何分级？

答：

分为低危、中危、高危和极高危四个等级。0～1分为低危风险；2分为中危风险；3～4分为高危风险；≥5分为极高危风险。

232. Padua 血栓风险评估如何分级？

答：

分为低风险、高风险两个等级。0～3分为低风险；≥4分为高风险。

233. 格拉斯哥昏迷评分法包括哪些内容？

答：

格拉斯哥昏迷评分法是医学上评估患者昏迷程度的方法。评估的内容包括睁眼反应、语言反应和肢体运动三个方面，三个方面的分数相加即为昏迷指数。

234. 格拉斯哥昏迷评分法如何对昏迷程度进行判断？

答：

最高分为15分，表示意识清楚；12～14分为轻度意识障碍；9～11分为中度意识障碍；8分及以下为昏迷。分数越低，则意识障碍越重。

235. 营养风险筛查量表包括哪些内容？

答：

包括疾病严重程度、营养状态及年龄三方面内容。

236. 营养风险筛查量表中如何评估营养状态？

答：

(1) 0分：为正常营养状态。
(2) 轻度（1分）：近3个月体重下降＞5%或近1周内进食量减少＞25%。
(3) 中度（2分）：近2个月体重下降＞5%或近1周内进食量减少＞50%。

（4）重度（3分）：近1个月体重下降＞75%或近1周内进食量减少＞75%或身体质量指数＜18.5 kg/m² 及一般情况差。

237. 住院患者预防非计划拔管的一般护理措施有哪些？

答：
（1）每班观察导管位置、深度及固定情况并记录。
（2）管路上有标识，包括名称、更换日期。
（3）每班观察管路周围皮肤、敷料情况，做好处理、固定及记录。
（4）保持管路通畅，观察留置导管引流物的量、色、性状，并准确记录。
（5）关注患者留置导管的不适主诉。
（6）做好相关导管的健康宣教。

238. 临床上将水和钠的代谢紊乱分为哪几类？

答：
等渗性脱水、低渗性脱水、高渗性脱水、水中毒。

239. 等渗性脱水的发病原因有哪些？

答：
等渗性脱水为外科患者最常见的脱水类型，常见病因如下。
（1）消化液的急性丧失：如大量呕吐、腹泻、肠外瘘等。
（2）体液严重丢失：腹腔感染、烧伤、肠梗阻等。

240. 等渗性脱水的临床表现有哪些？

答：
（1）缺水表现：少尿、皮肤及黏膜干燥、眼窝凹陷，但无口渴。
（2）缺钠表现：厌食、恶心、乏力。
（3）酸碱平衡失调：休克患者可出现代谢性酸中毒，严重呕吐患者丢失大量胃液时可出现代谢性碱中毒。

241. 低渗性脱水的发病原因有哪些?

答:

(1) 胃肠道消化液持续性丢失:如反复呕吐、长期胃肠减压引流或慢性肠梗阻等。

(2) 大创面的慢性渗液:如烧伤或术后创面的广泛渗液。

(3) 应用排钠利尿剂时未注意及时补钠。

(4) 等渗性脱水治疗时只注意补充水分,未补钠。

242. 低渗性脱水的临床表现有哪些?

答:

(1) 轻度缺钠:血钠浓度 130～135 mmol/L,患者疲乏、头晕、手足麻木、无口渴、多尿,尿比重减小。

(2) 中度缺钠:血钠浓度 120～129 mmol/L,除上述症状外,患者常有食欲缺乏、恶心、呕吐、脉搏细速、血压不稳或下降、视物模糊、尿量减少。

(3) 重度缺钠:血钠浓度在 120 mmol/L 以下,神志不清、肌痉挛性抽痛、腱反射减弱或消失,出现木僵或昏迷,常发生休克。

243. 高渗性脱水的发病原因有哪些?

答:

(1) 摄入水分不够,如食管癌致吞咽困难,危重患者的给水不足,经鼻胃管或空肠造瘘管给予高浓度肠内营养溶液等。

(2) 水分丧失过多,如高热大量出汗(汗中含氯化钠 0.25%)、大面积烧伤暴露疗法、糖尿病未控制大量尿液排出等。

244. 高渗性脱水的临床表现有哪些?

答:

(1) 轻度脱水者除口渴外无其他症状,脱水量为体重的 2%～4%。

(2) 中度脱水者极度口渴,有乏力、少尿和尿比重增高。唇舌干燥,皮肤失去弹性,眼窝下陷。常有烦躁不安,脱水量为体重的 4%～6%。

(3) 重度脱水者除上述症状外,还出现躁狂、幻觉、谵妄,甚至昏迷。脱水量超过体重的6%。

245. 低钾血症的常见病因有哪些?

答：

(1) 长期进食不足：如昏迷、吞咽困难、术后长期不能进食以及胃肠营养时补钾不足。

(2) 钾丢失过多：呕吐、腹泻、持续胃肠减压、肠外瘘等情况下经消化道失钾增多；长期使用排钾利尿剂及肾上腺皮质激素可经肾丢失过多的钾。

(3) 钾向细胞内转移：大量使用葡萄糖与胰岛素时，可使血钾降低。碱中毒时，细胞外液钾转入细胞内。

246. 低钾血症的临床表现有哪些?

答：

(1) 肌无力：为最早出现的临床表现。

(2) 消化道功能障碍：肠道蠕动缓慢，有恶心、呕吐、腹胀和肠麻痹等。

(3) 心脏功能异常：主要为传导阻滞和节律异常。

(4) 代谢性碱中毒：表现为头晕、躁动、昏迷、面部及四肢抽动、手足抽搐、口周及手足麻木等。

(5) 中枢神经系统：表现为神志淡漠、嗜睡、神志不清甚至昏迷。

247. 低钾血症的心电图有哪些特征?

答：

早期出现T波低平、倒置，随后出现ST段降低、U波。

248. 高钾血症的常见病因有哪些?

答：

(1) 钾摄入过多：如口服或静脉补钾过多，大量输入保存期较久的库存血。

(2) 肾排钾功能减退：是高钾血症的主要原因，如急性及慢性肾衰竭、应用留钾利尿药、盐皮质激素不足。

(3) 细胞内钾外移：如大量溶血、缺氧、酸中毒、组织损伤。

249. 高钾血症的临床表现有哪些？

答：

临床表现早期无特异性，有神志模糊、感觉异常、肢体软弱无力等。严重者有微循环障碍的表现，如皮肤苍白、湿冷、青紫及低血压，也可有心动过缓或心律不齐。最危险的是高血钾，可致心搏骤停。

250. 高钾血症的紧急处理原则是什么？

答：

静脉输注胰岛素和葡萄糖、碳酸氢钠、葡萄糖酸钙；使用利尿剂；血液净化治疗。

251. 代谢性酸中毒的病因是什么？

答：

（1）酸性物质产生增多，是最主要的原因。
（2）碱性物质丢失过多。
（3）肾排酸保碱功能障碍。
（4）外源性固定酸摄入过多。
（5）高钾血症。

252. 代谢性酸中毒的临床表现有哪些？

答：

轻者症状常被原发病掩盖，重者可有代偿性呼吸加深、加快（Kussmaul 呼吸），呼出的气体有酮味。中枢神经系统呈抑制状态，面色潮红，心率加快，血压偏低。易发生休克、心律不齐和急性肾功能不全。

253. 代谢性酸中毒的处理原则是什么？

答：

（1）积极处理原发病，消除病因，逐步纠正代谢性酸中毒。
（2）轻症代谢性酸中毒经消除病因和适当补液后可自行纠正，常无须碱剂治疗。

(3) 重症代谢性酸中毒在补液的同时应用碱剂治疗。

(4) 在纠正酸中毒的过程中，容易导致低钾血症和低钙血症，应注意及时防治。

254. 呼吸性酸中毒的病因是什么？

答：

主要因外环境 CO_2 浓度过高，或外呼吸通气障碍而致 CO_2 排出受阻引起，临床以后者多见。

255. 呼吸性酸中毒的临床表现是什么？

答：

患者出现胸闷、气促、呼吸困难、发绀、头痛、躁动不安等，甚至呼吸骤停。严重呼吸性酸中毒所致的高钾血症可导致心搏骤停。

256. 呼吸性酸中毒的处理原则是什么？

答：

积极治疗原发疾病，改善通气功能，解除呼吸道梗阻，必要时作气管插管或气管切开并使用呼吸机辅助呼吸。在通气功能未改善前慎用碳酸氢钠等可产生 CO_2 的碱性药物，以免增加 CO_2 潴留。必要时可使用不含钠的有机碱，如三羟甲基氨基甲烷。

257. 按休克的发病原因，休克分为哪几类？

答：

分为低血容量性休克、感染性休克、心源性休克、神经源性休克和过敏性休克 5 类。

258. 休克期的诊断标准有哪些？

答：

有诱发休克的病因、意识障碍、脉搏细速（>100次/分）、皮肤湿冷、低血压（收缩压＜80 mmHg/脉压＜20 mmHg）、少尿（＜30 ml/h）或无尿。

259. 休克的处理原则有哪些？

答：

尽早去除病因（如有体表出血，立即止血）、平卧位、监护生命体征、开放静脉通道、取血送检血气分析（pH＜7.1给碳酸氢钠）、吸氧、过敏性休克遵医嘱给肾上腺素、根据病情进行液体复苏。

260. 失血性休克的病因是什么？

答：

多见于上消化道大出血，异位妊娠破裂出血，动脉瘤破裂出血，腹部损伤引起的肝、脾破裂，胃十二指肠出血等。

261. 失血性休克的护理措施是什么？

答：

补充血容量、改善组织灌注、维持有效气体交换、维持正常体温、防治感染、预防压力性损伤和意外伤害、监测血糖、镇静、镇痛、健康教育。

262. 创伤性休克的处理原则是什么？

答：

（1）急救处理：优先紧急处理危及生命的情况。

（2）补充血容量：积极补液仍是创伤性休克的首要措施。

（3）镇静、镇痛。

（4）手术治疗：一般在血压回升或稳定后进行。

（5）预防感染：尽早使用抗生素，及时控制全身炎症反应的进展恶化。

263. 创伤性休克的护理措施是什么？

答：

（1）急救护理：保持呼吸道通畅，迅速控制明显的外出血，妥善固定受伤肢体，采取休克体位。需急诊手术者，积极做好术前准备。

（2）心理护理。

（3）疼痛护理。

264. 感染性休克的病因是什么？

答：

常继发于腹腔内感染、烧伤脓毒症、泌尿系统感染等，也可由污染的手术或输液等引起。主要致病菌为革兰氏阴性杆菌，因该类细菌可释放大量内毒素而导致休克，因此，感染性休克又称为内毒素休克。

265. 感染性休克的处理原则是什么？

答：

休克纠正前，着重纠正休克，同时控制感染；在休克纠正后，着重控制感染；纠正酸碱平衡失调。如有需手术治疗的原发病，则应在积极抗休克的同时及时手术，如切开减压、引流脓液。

266. 休克患者动态监测尿量的临床意义有哪些？

答：

尿量是代表内脏灌注的敏感指标。如尿量为 1.0 ml/(kg·h)，提示内脏灌注正常；如尿量为 0.5～1.0 ml/(kg·h)，提示内脏灌注减少；如尿量为 < 0.5 ml/(kg·h)，提示内脏灌注明显减少。应注意两点：①在早期，肾对水分重吸收增加，尿量可不减少。②观察尿量需要一段时间，至少 30 min。

267. 标本采集的意义是什么？

答：

协助明确疾病诊断、推测病程进展、制订治疗措施的依据、判断病情变化的依据。

268. 血标本采集分哪几种类型？

答：
临床收集的血标本分为三类，即全血标本、血清标本、血培养标本。

269. 全血标本、血清标本、血培养标本的检查目的有哪些？

答：
（1）全血标本用作红细胞沉降率、血常规检查和测定血液中某些物质，如肌酐、尿素氮、尿酸、肌酸、血氨、血糖的含量。
（2）血清标本用于测定血清酶、脂类、电解质、肝功能等。
（3）血培养标本则用于查找血液中的病原微生物。

270. 静脉采血常选择哪些静脉？

答：
（1）四肢浅静脉：上肢常用肘部浅静脉（贵要静脉、肘正中静脉、头静脉）、腕部及手背静脉；下肢常用大隐静脉、小隐静脉及足背静脉。
（2）颈外静脉：婴幼儿在颈外静脉采血。
（3）股静脉：股静脉位于股三角区，在股神经和股动脉的内侧。

271. 静脉采血管正确的采血顺序是什么？

答：
血培养瓶→柠檬酸钠抗凝采血管→血清采血管（含有促凝剂、分离胶）→肝素抗凝采血管（含有或不含分离胶）→EDTA抗凝采血管（含有或不含分离胶）→葡萄糖酵解抑制采血管。

272. 促肾上腺皮质激素及皮质醇检验的抽血时间是什么？

答：
生理分泌有昼夜节律性，常规采血时间为8：00、16：00和24：00。

273. 做血培养时，各培养瓶血液注入的正确顺序是什么？

答：

做血培养时，血液注入顺序为厌氧血液培养瓶→需氧血液培养瓶→真菌血液培养瓶。

274. 采血管中血标本的正确混匀方法是什么？

答：

颠倒，充分、缓慢混匀，请勿用力摇晃。一个周期为一次。不同采血管摇匀次数不同。蓝色3～4次，红色、黄色5～6次，绿色、浅绿色、紫色、灰色、黑色8次。当同时采集多管血时，以最大需要摇匀次数为准。

275. 血培养标本采集的注意事项有哪些？

答：

（1）血培养瓶应在室温下避光保存。

（2）根据是否使用过抗生素，准备合适的需氧瓶和厌氧瓶。

（3）间歇性寒战患者应在寒战或体温高峰前取血；当预测寒战或高热时间有困难时，应在寒战或发热时尽快采集血培养标本。

（4）已使用过抗生素治疗的患者，应在下次使用抗生素前采集血培养标本。

（5）血标本注入厌氧菌培养瓶时，注意勿将注射器中的空气注入瓶内。

（6）两次血培养采集时间至少间隔1 h。

（7）经外周穿刺的中心静脉导管采集血培养标本时，每次至少采集2套血培养，其中一套从独立外周静脉采集，另外一套从导管采集。两套血培养的采集时间必须接近（≤5 min），并做标记。

276. 动脉血标本采集的目的是什么？

答：

（1）采集动脉血进行血气分析。

（2）判断患者氧合及酸碱平衡情况，为诊断、治疗、用药提供依据。

（3）做乳酸和丙酮酸测定等。

277. 血气分析标本采集的注意事项有哪些？

答：

(1) 洗澡、运动后，应休息 30 min 再采血。
(2) 标本应隔绝空气，避免混入气泡或静脉血。
(3) 凝血功能障碍者穿刺后应延长按压时间至少 10 min。
(4) 采集标本后 30 min 内送检。

278. 血气分析检查项目的正常值是多少？

答：

pH（酸碱度）7.35～7.45；PaO_2（氧分压）80～100 mmHg；$PaCO_2$（二氧化碳分压）35～45 mmHg；SaO_2（血氧饱和度）95%～98%。

279. 中心静脉压的正常值是多少？其增高、降低的临床意义是什么？

答：

中心静脉压的正常值为 5～12 cmH_2O。中心静脉压低于 5 cmH_2O 提示有效循环血量不足，应快速补充血容量。中心静脉压高于 15～20 cmH_2O 提示血容量过多或心排血量明显减少，有发生肺水肿的危险，应减少输液量，酌情考虑给予快速洋地黄制剂等措施。

280. 尿标本采集包括哪些类型？

答：

包括常规尿标本、12 h 或 24 h 尿标本、尿培养标本。

281. 常规尿标本、12 h 或 24 h 尿标本、尿培养标本的检查目的有哪些？

答：

(1) 尿常规标本用于检查尿液的色泽、透明度、检查有无细胞和管型、测定尿比重、做尿蛋白及尿糖定性检测。

（2）12 h或24 h尿标本用作各种尿生化检查及尿糖定量检查或尿浓缩查结核分枝杆菌等。

（3）尿培养标本用于尿液细菌学检查。

282. 24 h或12 h尿标本的留取方法是什么？

答：

（1）24 h尿：指导患者于晨7时排空膀胱（弃去尿液）后开始留尿，至次晨7时留最后一次，将24 h全部尿液留于容器并记量，取其中部分尿液送检。

（2）12 h尿：方法同上，时间则自晚7时至次晨7时止。

283. 尿标本采集有哪些注意事项？

答：

（1）不可将粪便混于尿液中，因粪便中的微生物可使尿液变质。

（2）昏迷或尿潴留患者可通过导尿的方法留取标本。

（3）女患者在月经期不宜留取尿标本。

（4）留取12 h或24 h尿标本，应做好交接班，以督促患者正确留取标本。

（5）留取尿培养标本时，应严格无菌操作，以防尿液被污染。

284. 粪便标本包括哪些类型？

答：

粪便标本分四种：常规标本、细菌培养标本、隐血标本和寄生虫或虫卵标本。

285. 粪便常规标本、细菌培养标本、隐血标本和寄生虫或虫卵标本的检查目的有哪些？

答：

（1）常规标本：检查粪便性状、颜色、细胞等。

（2）细菌培养标本：检查粪便中的致病菌。

（3）隐血标本：检查粪便内肉眼不能察见的微量血液。

（4）寄生虫或虫卵标本：检查粪便中的寄生虫、幼虫以及虫卵计数检查。

286. 粪便标本采集的注意事项有哪些？

答：

（1）留取标本前，如患者情况允许，应先排空膀胱，避免大小便相混，以免影响检验结果。

（2）在留取培养标本时，注意防止污染。

（3）在留取隐血标本时，嘱患者于检查前3天禁食肉类、肝、血、含大量叶绿素的食物和含铁剂药物，以免造成假阳性。

（4）在留取检查阿米巴原虫标本时，嘱患者在收集标本前几天，不应服用钡剂、油质或含金属的泻剂，以免金属制剂影响阿米巴滋养体或包囊的显露。

（5）排便时注意用屏风遮挡患者，保护患者的隐私。

（6）标本留取后应及时送检，以免影响检查结果。

287. 痰标本分哪几种类型？

答：

临床上常用的痰标本分常规痰标本、痰培养标本和24 h痰标本三种。

288. 常规痰标本、痰培养标本和24 h痰标本的检查目的有哪些？

答：

（1）常规痰标本：检查痰的一般性状，涂片查细胞、细菌、虫卵等。

（2）痰培养标本：检查痰液中的致病菌。

（3）24 h痰标本：检查24 h内痰液的量及性状，协助诊断。

289. 痰标本有哪些采集方法？

答：

（1）能自行留痰者：晨起漱口，深呼吸数次后用力咳出气管深处的痰液，置于痰盒中加盖。

（2）无力咳痰或不合作者：患者取合适卧位，由下向上叩击患者背部；集痰器分别连接吸引器和吸痰管；按吸痰法将痰液吸入集痰器内，加盖。

（3）24 h痰标本：在广口集痰器内加少量清水。从清晨醒来（7am）未进食前漱口后第一口痰开始留取，次日晨（7am）未进食前漱口后第一口痰作为结束，将 24 h 的全部痰液收集于集痰器内。

290. 痰标本采集的注意事项有哪些？

答：

（1）收集痰标本时，应于清晨收集，因此时痰量最多，痰内细菌也较多。

（2）收集痰液时，嘱患者不可将唾液、漱口水、鼻涕混入痰标本中，以免影响检验结果。

（3）收集痰培养标本时，应严格无菌操作，避免污染标本而影响结果的准确性。

（4）24 h 痰标本应计总量，同时扣除加入的水量。

（5）采集的痰标本应及时送检。

（6）护士在收集痰液时，应戴手套和口罩，避免交叉感染。

291. 咽拭子标本采集注意事项有哪些？

答：

（1）最好在应用抗生素之前采集标本。

（2）避免交叉感染。

（3）做真菌培养时，须在口腔溃疡面上采集分泌物，避免接触正常组织。应用无菌盐水湿润的拭子清洁溃疡表面，弃去，再用第二根拭子自炎症区域擦拭并停留 3～5 s，取样于咽拭子培养试管中送检。

（4）注意无菌长棉签不要触及其他部位，防止污染标本，影响检验结果。

（5）避免在进食后 2 h 内留取标本，以防呕吐。

292. 沟通分为哪两种方式？

答：
分为语言性沟通和非语言性沟通两种方式。

293. 非语言沟通包括哪些表现形式？

答：
包括体语、空间效应、反应时间、类语言、环境因素等表现形式。

294. 人际沟通中的距离分为哪几种？

答：

(1) 亲密距离：沟通双方相距小于 50 cm。

(2) 个人距离：一般为 50～100 cm。

(3) 社交距离：一般为 1.3～4 m。

(4) 公众距离：距离在 4 m 以上。

295. 不同的沟通距离适用于哪些活动？

答：

(1) 亲密距离：适用于进行保护、安慰和爱抚等活动以及护士进行某些技术操作时。

(2) 个人距离：适用于与朋友交谈以及护患沟通时。

(3) 社交距离：适用于工作单位或社会活动时。

(4) 公众距离：适用于大众性、群体性的沟通，如演讲或讲课。

296. 不当的沟通方式包括哪些？

答：

突然改变话题、主观判断或说教、虚假或不适当的保证、急于陈述自己的观点或结论。

297. 有效的沟通技巧常用哪几种方式？

答：

包括倾听、反应、提问、重复、澄清、沉默、触摸。

298. 在护患沟通过程中，要成为一个好的倾听者，护士必须要做到哪几点？

答：

(1) 安排适宜的时间和环境与患者交流。

(2) 倾听最重要的是关注对方。

(3) 将患者的谈话听完整，不急于做判断，更不要随便打断别人的谈话。

(4) 进行适时、适度的提问，了解患者真正要表达的意思。

(5) 注意患者的非语言性信息。另外，护士也应采用适当的面部表情和身体姿势等非语言信息给予响应，表明自己在认真倾听。

299. 护患沟通过程中，有哪两种提问方式？

答：

(1) 开放式问题：范围广，允许对方做出广泛的、不受限制的回答，常作为鼓励人们表露自己思想和情感的主要方式。此种方式给患者较多的自主权，但需要时间较长。

(2) 闭合式问题：范围窄，是将对方的反应限制在特别的信息范围之内，反应者仅能给予特定的或限制性的回答。常见的闭合式问题只要求对方回答"是"或"否"。特点是省时、效率高，但不利于对方表露自己的情感或提供额外的信息。

300. 与愤怒患者进行沟通时要注意的要点有哪些？

答：

(1) 认真倾听患者的诉说。

(2) 了解和分析患者愤怒的原因，因多数情况下患者是以愤怒来发泄自己的害怕、悲哀、焦虑或不安全感。

(3) 安抚患者，使他们的身心恢复平衡。

(4) 尽量满足患者的合理要求，对他们所遇到的困难及问题及时做出理解性的反应。

301. 与要求过高的患者沟通时要注意的要点有哪些？

答：

(1) 理解患者，这类患者认为自己患病后没有得到别人足够的重视与同情，从而以苛刻的方法来唤起对自己的重视。

(2) 认真倾听患者的诉说，仔细观察他们的需求。

(3) 对患者的合理要求及时做出回应。

(4) 必要时，护士对患者表示关心和理解的同时，可适当对患者的不合理要求进行限制。

302. 与悲哀的患者进行沟通时注意的要点有哪些?

答:

(1) 患者想哭,应让患者发泄。
(2) 鼓励患者倾诉悲哀的理由。
(3) 患者希望独自安静,可以为其提供一个安静的空间。
(4) 应用鼓励、倾听、移情、沉默等沟通方式对其表示理解、关心及支持,使患者心理恢复平衡。

303. 与抑郁的患者进行沟通时注意的要点有哪些?

答:

抑郁患者具有反应慢、说话慢、动作慢、注意力不集中的特点。患者一般是在诊断为绝症或受到其他打击后出现抑郁反应,往往有悲观情绪,或者显得很疲惫,甚至有自杀念头,不容易交谈。沟通时要注意:
(1) 尽量表示体贴与关注。
(2) 以亲切、和蔼的态度简短地向患者提问,必要时可多重复几次。
(3) 及时对患者的需求做出回应,使患者感受到护士的关心及重视。

304. 与感知觉障碍的患者进行沟通时应该注意什么?

答:

与听力障碍的患者沟通应注意:
(1) 面对患者,待其看到护士的面部和口型时再开口说话。
(2) 选择安静的环境。
(3) 交谈时适当加大音量,避免吼叫,以免造成患者误解。
(4) 应用非语言沟通技巧,如面部表情、手势或者应用书面语言、图片等。
与视力障碍的患者沟通时应注意:
(1) 及时告知患者,使其知晓护士的存在。
(2) 给予患者足够的时间反应,切忌催促患者。
(3) 鼓励患者表达自己的感受。
(4) 可用触摸的方式使其感受到护士的关心,尽量避免或减少使用患者不能感知的非语言沟通信息，对因看不见而遗漏的信息应尽量给予补偿。

305. 治疗性沟通的特点有哪些？

答：

以患者为中心、以目标为导向、沟通信息涉及范围广、沟通的发生不以人的意志为转移。

306. 治疗性沟通的意义是什么？

答：

（1）有助于建立相互信任的、开放的护患关系，为提供优质护理奠定良好的基础。

（2）收集有关患者健康的资料，全面了解患者的情况，为护理提供必要的依据。

（3）与患者共同商讨其健康问题、护理措施、护理目标，以取得患者的合作，鼓励患者参与，双方共同努力以达到预期目标。

（4）为患者提供相关的健康知识和康复信息，促进患者提高自我照顾的能力。

（5）给予必要的心理社会支持，促进患者身心康复，早日回归家庭和社会。

307. 治疗性沟通的注意事项有哪些？

答：

评估患者的沟通能力、学会引导患者交谈、合理分配时间、掌握谈话节奏、应用人际沟通技巧、学会共情、提供信息。

308. 马斯洛人的基本需要分为哪五个层次？

答：

生理需要、安全需要、爱与归属需要、尊重需要、自我实现需要。

309. 嗜睡的定义是什么？

答：

嗜睡是意识障碍的早期表现，表现为睡眠时间过度延长，但能被叫醒，醒后可勉强配合检查及回答简单问题，停止刺激后患者又继续入睡。

310. 昏睡的定义是什么？

答：

昏睡是一种比嗜睡更重的意识障碍，患者处于沉睡状态，正常的外界刺激不能使其觉醒，须经高声呼唤或其他较强烈的刺激方可唤醒，对言语的反应能力尚未完全丧失，可作含糊、简单而不完全的答话，停止刺激后又很快入睡。

311. 昏迷的定义是什么？

答：

昏迷是一种最为严重的意识障碍。患者意识完全丧失，各种刺激均不能使其觉醒，无有目的的自主活动，不能自发睁眼。

312. 浅昏迷的定义是什么？

答：

意识完全丧失，仍有较少的无意识自发动作。对周围事物及声、光等刺激全无反应，对强烈刺激如疼痛刺激可有回避动作及痛苦表情，但不能觉醒。吞咽反射、咳嗽反射、角膜反射以及瞳孔对光反射仍然存在。生命体征无明显改变。

313. 中昏迷的定义是什么？

答：

对外界的正常刺激均无反应，自发动作很少。对强刺激的防御反射、角膜反射和瞳孔对光反射减弱，大小便潴留或失禁。此时生命体征已有改变。

314. 深昏迷的定义是什么？

答：

对外界任何刺激均无反应，全身肌肉松弛，无任何自主运动。眼球固定，瞳孔散大，各种反射消失，大小便多失禁。生命体征已有明显改变，呼吸不规则，血压或有下降。

315. 瞳孔直径的正常值是多少？

答：

瞳孔正常直径为 3～4 mm。

316. 何谓瞳孔缩小？见于什么疾病？

答：

瞳孔缩小指瞳孔直径＜2 mm。一侧瞳孔缩小见于霍纳综合征（Horner 综合征）。双侧瞳孔缩小见于脑桥出血、脑室出血压迫脑干、镇静催眠药中毒。

317. 何谓瞳孔散大？见于什么疾病？

答：

瞳孔散大指瞳孔直径＞5 mm。瞳孔散大常见于动眼神经麻痹、视神经病变失明、阿托品中毒。

318. 正常成人的全部血量约占体重的多少？

答：

正常成人的全部血量占体重的 7%～8%。

319. 血液的组成是什么？

答：

由血浆和血细胞两部分组成。血细胞包括红细胞、白细胞和血小板。

320. 红细胞计数的正常值是多少？

答：

成年男性（4.0～5.5）×10^{12}/L，成年女性（3.5～5.0）×10^{12}/L。

321. 血红蛋白测定的正常值是多少？

答：

成年男性 120～160 g/L，成年女性 110～150 g/L。

322. 贫血的定义是什么？

答：

贫血是指外周血液在单位体积中的血红蛋白浓度、红细胞计数和（或）血细胞比容低于正常最低值，以血红蛋白浓度较为重要。

323. 血小板的平均寿命是多少？

答：

正常血小板的平均寿命为 7～11 天。

324. 白细胞的平均寿命是多少？

答：

白细胞的平均寿命为 7～14 天。

325. 红细胞的平均寿命是多少？

答：

红细胞的平均寿命为 120 天。

326. 贫血如何分度

答：

根据外周血红蛋白浓度可将贫血分为轻、中、重、极重四度；血红蛋白从正常下限至大于 90 g/L 属轻度，60～90 g/L 为中度，30～59 g/L 为重度，＜30 g/L 为极重度。

327. 常见输血反应有哪些？

答：

发热反应、过敏反应、溶血反应、循环负荷过重反应。

328. 腰椎穿刺术后，患者应采取什么卧位？

答：

应采取去枕平卧 4～6 h，卧床期间避免抬高头部，但可适当转动身体。

329. 腰椎穿刺术后观察哪些并发症？

答：

观察患者有无头痛、腰背痛、脑疝、感染等并发症。

330. 缺铁性贫血的定义是什么？

答：

缺铁性贫血是指当机体对铁的需求与供给失衡，导致体内贮存铁耗尽，继之红细胞内铁缺乏，血红蛋白合成减少而引起的一种小细胞低色素性贫血。缺铁性贫血是机体铁缺乏症的最终表现，也是各类贫血中最常见的一种。

331. 缺铁性贫血的病因是什么？

答：

铁的需要量增加而摄入不足、铁的吸收障碍、铁丢失过多。

332. 上消化道出血的常见病因有哪些？

答：

临床最常见的病因是消化性溃疡、食管胃底静脉曲张破裂、急性胃黏膜损伤和胃癌。食管贲门黏膜撕裂综合征引起的出血亦不少见。

333. 患者出现黑便时的出血量是多少？

答：

黑便是由于血红蛋白中含有铁，它在患者的消化道，尤其是小肠内经过肠道内细菌的作用，转变成为黑色的硫化亚铁，一般患者出现黑便时，表示其出血量为 50～70 ml。

334. 消化道什么部位的出血会表现为呕血？

答：

通常在幽门以上部位的出血，或幽门以下部位出血量大、速度快时，可因血液反流入胃而出现呕血。患者发生呕血时表示其出血量为 250～300 ml。

335. 三系减低指什么？

答：

指血红蛋白低、白细胞低、血小板低。

336. 肾的生理功能是什么？

答：

肾的基本功能是生成尿液，清除体内代谢产物及某些废物、毒物，经重吸收功能保留水分，调节水、电解质平衡及维护酸碱平衡。肾可以同时分泌肾素、促红细胞生成素等。

337. 肾的结构是什么？肾的大小的正常值范围是多少？

答：

肾主要由肾单位、肾小球旁器、肾间质、血管和神经组成。肾单位是肾的结构和功能单位，每个肾由约 100 万个肾单位组成。肾单位包括肾小体和肾小管两部分，肾小体由肾小球和肾小囊两部分组成。中国成年人肾长 10.5～11.5 cm，宽 5～7.2 cm，厚 2～3 cm。

338. 什么是夜尿增多？

答：

正常人体一天的尿量白天/夜间的比值为 2∶1，夜尿增多是指夜间睡眠时尿量＞750 ml 或夜间尿量大于白天的尿量。

339. 24 h 尿蛋白定量正常范围是多少？

答：

24 h 尿蛋白定量应为 50～150 mg/24 h。

340. 内分泌系统的组成是什么？

答：

内分泌系统由内分泌腺和分布于各组织的激素分泌细胞（或细胞团）以及它们所分泌的激素组成。

341. 什么是激素？

答：

激素是细胞分泌的微量活性物质，是由血液输送至远处组织并与特异受体结合而发挥调节作用的化学信使物质。

342. 血糖常用的测定单位是什么？它们之间如何换算？

答：

其测定单位有 mg/dl 和 mmol/L 两种，将以 mmol/L 为单位的血糖值乘以 18，就是相应的以 mg/dl 为单位的血糖值；反之，以 mg/dl 为单位的血糖值除以 18，即是以 mmol/L 为单位的血糖值。

343. 什么是糖尿病？

答：

糖尿病是由遗传和环境因素共同引起的一组以糖代谢紊乱为主要表现的临床综合征。胰岛素缺乏和胰岛素作用障碍单独或同时引起糖类、脂肪、蛋白质、水和电解质等的代谢紊乱，临床以慢性高血糖为主要特征。

344. 什么是糖尿病前期？

答：

糖尿病前期是指空腹血糖异常（空腹血糖 6.1～7 mmol/L，餐后 2 h 血糖 < 7.8 mmol/L）和糖耐量减低（空腹血糖 < 7 mmol/L，餐后 2 h 血糖 7.8～11.1 mmol/L）。

345. 糖尿病如何分型？

答：

根据病因学证据将糖尿病分为 4 大类，即 1 型糖尿病、2 型糖尿病、妊娠糖尿病和特殊类型糖尿病。

346. 糖尿病有哪些主要临床表现？

答：

糖尿病主要临床表现有：①典型症状："三多一少"，即多饮、多尿、多食和消瘦（体重下降）。由于尿液中糖分过高，带出更多的水分而导致多尿，尿液过多会导致体内丢失大量水分而感口渴，但往往喝了很多水也仍感口渴。由于体内胰岛素缺乏，葡萄糖不能被身体有效利用，因此会感到饥饿、乏力，饭量较前明显增加，可体重却反而下降。②不典型症状：反复皮肤感染、皮损及术后伤口不愈合；皮肤瘙痒，尤其是女性外阴瘙痒或泌尿系感染；不明原因的双眼视力下降；下肢麻木、烧灼感；尿中有蛋白质；男性不明原因性功能减退、勃起功能障碍（阳痿）者。

347. 如何诊断糖尿病？

答：

诊断糖尿病可根据以下标准。糖尿病症状（典型症状包括多饮、多食、多尿和不明原因的体重下降）加上以下任意一项：①任意时间血浆葡萄糖水平 ≥ 11.1 mmol/L（200 mg/dl）或空腹血浆葡萄糖 ≥ 7 mmol/L（126 mg/dl）或口服葡萄糖耐量试验（OGTT）中，2 h 血糖水平 ≥ 11.1 mmol/L（200 mg/dl）（备注：空腹指至少 8 h 内无任何热量摄入；任意时间指一日内任何时间，无论上次进食时间及食物摄入量）；②无糖尿病症状，则需另日重复检查上述血糖；③儿童的糖尿病诊断标准与成人一致。

348. 如何进行口服葡萄糖耐量试验？

答：

按照以下方法进行口服葡萄糖耐量试验（oral glucose tolerance test，OGTT）。①晨 7—9 时开始，受试者空腹（8～14 h）取血后，口服溶于 200～300 ml 水内的无水葡萄糖粉 75 g，糖水在 5 min 内服完；②从服糖第一口开始计时，于服糖后 30 min、1 h、2 h、3 h 取血；③试验过程中，受试者不喝茶及咖啡，不吸烟，不做剧烈运动，但也无需绝对卧床；④取血后应尽早将标本送检；⑤试验前 3 天内，每日糖类摄入量不少于 150 g；⑥试验前停用可能影响 OGTT 结果的药物，如避孕药、利尿剂、苯妥英钠等 3～7 天。

349. 什么是馒头餐试验？

答：

馒头餐试验旨在检测胰岛 β 细胞的储备功能，在试验过程中，受试者会吃下一个含有 100 g 面粉（约 2 两）的馒头，并在设定的时间点抽血检查血糖、胰岛素等激素水平，多用于已明确糖尿病诊断的患者，以避免口服葡萄糖后引起的血糖高峰。

350. 糖尿病的常见治疗包括哪些？

答：

强调早期、长期、综合、全面达标及治疗方法个体化的原则。综合治疗包括两个含义：①糖尿病教育、饮食治疗、运动锻炼、药物治疗、自我监测和心理疏导6个方面；②降糖、降压、调脂和改变不良生活习惯4项措施。

351. 胰岛素应如何储存？

答：

未启封的胰岛素于2～8℃冷藏保存（不得冷冻），可存放到外包装上的有效期；启封的瓶装胰岛素（注射针头刺穿橡胶塞后、安装好的胰岛素笔芯）可放在（25℃）室温环境，均可保存1个月。

352. 什么是低血糖？低血糖有哪些症状？

答：

有以下情况可诊断低血糖。①出现与低血糖相符合的症状和体征；②有确切的血糖化验结果，血糖低于3.9 mmol/L；③利用葡萄糖治疗后症状缓解。低血糖的症状是多种多样的，常见的低血糖症状有心悸、手抖、出虚汗、乏力、饥饿感、头晕、视物模糊、急躁易怒、面色苍白、昏睡、四肢冷等，严重者可出现神志不清，甚至昏迷。

353. 常见导致低血糖的原因有哪些？

答：

降糖药物，包括胰岛素、磺脲类和非磺脲类胰岛素促分泌剂；饮食量过少；运动量过大；空腹饮酒等。

354. 低血糖如何处理？

答：

发生低血糖时按照"吃15，等15"的原则，即指导患者摄入15 g的葡萄糖或其他无脂糖类（15 g糖类可以选择1杯含糖果汁、2～3块苏打饼干、4～5

块水果硬糖），15 min 后再次检测血糖值，如果血糖没有上升至正常，则再次进食 15 g 糖类，然后再等 15 min 检测血糖，直到血糖 > 3.9 mmol/L 为止。与患者一起分析低血糖发生的原因，防止低血糖的再次发生。

355. 冠心病的定义是什么？

答：

冠状动脉粥样硬化性心脏病是指冠状动脉发生粥样硬化引起管腔狭窄或闭塞，导致心肌缺血缺氧或坏死而引起的心脏病。它和冠状动脉功能性改变（即冠状动脉痉挛）一起，统称为冠状动脉性心脏病，简称冠心病（coronary heart disease，CHD）。

356. 冠心病的临床分型是什么？

答：

根据发病特点和治疗原则不同分为两大类。①慢性冠脉疾病，也称慢性心肌缺血综合征：稳定型心绞痛、缺血性心肌病和隐匿性冠心病等；②急性冠状动脉综合征（acute coronary syndrome，ACS）：不稳定型心绞痛、非 ST 段抬高型心肌梗死、ST 段抬高型心肌梗死。

357. 冠心病的危险因素有哪些？

答：

主要的危险因素包括年龄（40 岁及以上的中老年人，49 岁以后进展较快）、性别（女性发病率较低）、血脂异常、高血压、糖尿病和糖耐量异常、吸烟、肥胖、家族史（一级亲属男性 < 55 岁，女性 < 65 岁发生疾病，考虑存在早发冠心病家族史）等。其他危险因素包括 A 型性格、口服避孕药、不健康的饮食习惯（高热量、高动物脂肪、高胆固醇、高糖饮食）

358. 冠心病诊断的金标准是什么？

答：

冠状动脉造影（coronary angiography，CAG）。

359. 急性心肌梗死的特点（与心绞痛比）是什么？

答：

要点	特点
部位	和心绞痛的位置相同
性质	程度较心绞痛剧烈
诱因	多不明显
持续时间	可数小时或数天
硝酸甘油疗效	无效或作用较差

360. 急性心肌梗死的并发症有哪些？

答：

乳头肌功能失调或断裂、心脏破裂、栓塞、心室壁瘤、心肌梗死后综合征。

361. 冠心病二级预防的 ABCDE 原则是什么？

答：

①A：抗血小板、抗心绞痛治疗和 ACEI；②B：β 受体阻滞剂和控制血压；③C：控制血脂和戒烟；④D：合理饮食和控制糖尿病；⑤E：健康教育和运动。

362. 高血压的定义是什么？

答：

在未使用降压药物的情况下，多次重复测量后（一般非同日 3 次测量）收缩压 ≥ 140 mmHg 和（或）舒张压 ≥ 90 mmHg。服降压药的患者，血压 < 140/90 mmHg 也可诊断为高血压。

363. 原发性高血压的定义是什么？

答：

原发性高血压又称高血压病，是心脑血管疾病最重要的危险因素，常与其他心血管危险因素共存，可损伤重要器官，如心、脑、肾的结构和功能，最终导致这些器官的功能衰竭。

364. 继发性高血压的定义是什么?

答:
继发性高血压是指由某些确定的疾病或病因引起的血压升高。

365. 高血压急症的定义是什么?

答:
高血压急症是一组以短时间内血压严重升高 [通常收缩压＞180 mmHg 和（或）舒张压＞120 mmHg]，并伴有高血压相关靶器官损害（急性冠脉综合征、急性主动脉夹层、急性心力衰竭、急性脑卒中、急性肾功能不全等）或器官原有功能受损进行性加重为特征的一组临床综合征。

366. 高血压的症状是什么?

答:
大多起病缓慢，缺乏特殊的临床表现。仅在测量血压时或发生心、脑、肾等并发症时才被发现。常见症状有头晕、头痛、颈项板紧、疲劳、心悸等，也可出现视物模糊、鼻出血等较重的症状。

367. 高血压的并发症有哪些?

答:
脑血管病（脑出血、脑血栓形成、腔隙性脑梗死、短暂性脑缺血发作）、心力衰竭、冠心病、慢性肾衰竭、主动脉夹层。

368. 高血压治疗性生活方式干预包括哪些?

答:
合理膳食、减少钠盐摄入、增加钾摄入，控制体重，彻底戒烟，限制饮酒，增加运动，减轻心理压力、保持心理平衡，睡眠管理。

369. 何谓窦性心动过速？

答：

正常窦性心律的冲动起源于窦房结，成人频率为 60～100 次/分，心电图显示窦性心律的 P 波在 Ⅰ、Ⅱ、aVF 导联直立，aVR 导联倒置，PR 间期 0.12～0.20 s。成人窦性心律的频率超过 100 次/分为窦性心动过速。

370. 何谓窦性心动过缓？

答：

成人窦性心律的频率低于 60 次/分称为窦性心动过缓。

371. 何谓二联律？

答：

每隔一次正常心搏后出现一次期前收缩，称为二联律。

372. 何谓三联律？

答：

每隔两次正常心搏后出现一次期前收缩，称为三联律。

373. 心房颤动的听诊特点是什么？

答：

心室律绝对不规则，第一心音强弱不等，心率大于脉率，又称脉搏短绌。

374. 如何检查水肿？

答：

水肿常用的检查部位有胫骨前、踝部、足背及腰骶部等浅表骨面部位。检查水肿时，用手指按压后停留片刻，观察有无凹陷及平复情况。心源性水肿的特点为首先出现于身体下垂部位，能起床活动者，最早出现于踝内侧，经常卧床者则最早出现于腰骶部；活动后明显，休息后减轻或消失，水肿为对称性、凹陷性。

375. 正常心电图 P 波的临床意义是什么？

答：

P 波（时间一般＜0.12 s）代表窦房结激动引起心房除极的电位变化。

376. 正常心电图 PR 间期的临床意义是什么？

答：

PR 间期（时间为 0.12～0.20 s）代表心房开始除极至心室开始除极的时间。

377. 正常心电图 QRS 波群的临床意义是什么？

答：

QRS 波群（时间一般不超过 0.11 s，多数在 0.06～0.1 s）代表心室除极的电位变化；Q 波（时间一般不超过 0.03 s，除Ⅲ和 aVR 导联外）是 P 波之后的第一个负向波，正常情况下，Q 波深度不超过同导联 R 波振幅的 1/4；R 波是 P 波之后的第一个正向波，S 波是 R 波之后的一个负向波。

378. 正常心电图 ST 段的临床意义是什么？

答：

ST 段是自 QRS 波群的终点至 T 波起点间的线段，代表心室缓慢复极的过程；T 波代表心室快速复极时的电位变化。

379. 正常心电图 QT 间期的临床意义是什么？

答：

QT 间期（时间为 0.32～0.44 s）代表心室除极和复极全过程所需要的时间。

380. 请写出心电图各导联位置。

答：

RA：右上肢；LA：左上肢；RL：右下肢；LL：左下肢；V1 导联：胸骨右缘第 4 肋间；V2 导联：胸骨左缘第 4 肋间；V3 导联：V2 与 V4 两点连线的中

点；V4 导联：左侧锁骨中线与第 5 肋间的交叉点；V5 导联：左腋前线与 V4 同一水平处；V6 导联：左腋中线与 V4 同一水平处。

381. 心肌梗死时超急性期（超急性损伤期）心电图有什么变化？

答：

心肌梗死超急性期（超急性损伤期）发病数分钟后，心电图产生高大的 T 波，以后迅速出现 ST 段上斜型或弓背向上型抬高，与高耸直立的 T 波相连。

382. 心肌梗死时急性期心电图有什么变化？

答：

心肌梗死急性期（梗死后数小时或数日）可持续到数周。ST 段呈弓背向上抬高，出现坏死型 Q 波、T 波由直立开始倒置，并逐渐加深。

383. 心肌梗死时亚急性期心电图有什么变化？

答：

心肌梗死亚急性期（梗死后数周或数月），抬高的 ST 段恢复至基线，缺血型 T 波由倒置较深逐渐变浅，坏死型 Q 波持续存在。

384. 心肌梗死时陈旧期心电图有什么变化？

答：

心肌梗死陈旧期（梗死数月之后），ST 段和 T 波恢复正常或 T 波持续倒置、低平，残留坏死型 Q 波。

385. 室性期前收缩的心电图特点是什么？

答：

①提前出现的 QRS 波前无 P 波或无相关的 P 波；②提前出现的 QRS 波群形态宽大畸形，时限通常 > 0.12 s，T 波与 QRS 波方向相反；③往往为完全性代偿间歇，即期前收缩前后两个窦性 P 波间距等于正常 PP 间距的 2 倍。

386. 房性期前收缩的心电图特点是什么？

答：
①提前出现的异位P'波，其形态与窦性P波不同；②P'R间期＞0.12 s；③大多数为不完全代偿间歇，即期前收缩前后两个窦性P间距小于正常PP间距的2倍。

387. 房颤的心电图特点是什么？

答：
正常P波消失，代之以大小不等、形状各异的颤动波（f波）；RR间期绝对不等；QRS波群大多与窦性心律时的相同。

388. 房扑的心电图特点是什么？

答：
正常P波消失，代之以连续的锯齿状扑动波（F波），在Ⅱ、Ⅲ、aVF或V1导联最为明显；心室率规则或不规则，取决于房室传导比率；QRS波群形态正常。

389. 室性心动过速的心电图特点是什么？

答：
室性心动过速是指室性期前收缩连续出现3次或3次以上。特点：①频率多在140～200次/分，节律可稍不齐；②QRS波群形态宽大畸形，时间通常＞0.12 s；③如能发现P波，并且P波频率慢于QRS波频率，PR无固定关系（房室分离）。

390. 房室传导阻滞分为几种类型？

答：
房室传导阻滞（atrioventricular block，AVB）常分为4种类型。

391. 一度房室传导阻滞的心电图特点是什么？

答：

PR 间期 > 0.20 s，PR 间期基本相等，每个 P 波后都有 QRS 群。

392. 二度 I 型房室传导阻滞的心电图特点是什么？

答：

P 波规律出现，PR 间期逐渐延长，直到 P 波下传受阻，脱落 1 个 QRS 波群，周而复始（文氏现象）。

393. 二度 II 型房室传导阻滞的心电图特点是什么？

答：

PR 间期恒定，部分 P 波后无 QRS 波群。凡连续出现 2 次或 2 次以上的 QRS 波群脱漏者，常称为高度房室传导阻滞。

394. 三度房室传导阻滞的心电图特点是什么？

答：

三度房室传导阻滞即完全性房室传导阻滞，P 波与 QRS 波群各自成节律、互不相关，心房率快于心室率。

395. 心脏的自然节律起源于哪里？

答：

窦房结。

396. 以心率为观察指标来监测老年人的运动强度时，怎样计算？

答：

以心率为观察指标来监测老年人的运动强度时，其计算公式是：运动后最宜心率（次 / 分）= 170 − 年龄。

397. 老年人血压易随哪些因素出现明显波动?

答:
老年人血压易随体位变化、进餐、季节、温度和情绪等影响因素出现明显波动。

398. 如何预防误吸?

答:
(1) 做好口腔保健管理。
(2) 进行吞咽康复训练和物理治疗。
(3) 饭后坐位 2 h, 避免饭后立刻躺下。
(4) 行经皮内镜下胃造瘘术。
(5) 药物治疗改善吞咽和咳嗽反射。
(6) 避免使用导致口干的药物, 并慎用镇静麻醉药物影响吞咽功能。

399. 造成老年人极易发生误吸、误咽的原因是什么?

答:
原因是喉头反射、咳嗽反射减弱, 上呼吸道的防御和保护功能降低。

400. 如何判断咯血量?

答:
①少量咯血:每日咯血 100 ml 以内;②中量咯血:每日咯血 100 ~ 500 ml;③大量咯血:每日咯血 500 ml 以上。

401. 咯血患者发生窒息时的护理措施有哪些?

答:
①立即让患者取患侧卧位或头低脚高位, 观察咯血的量、色、性质;②立即给予鼻导管吸氧, 保持气道通畅;③迅速开放静脉, 遵医嘱缓慢滴注垂体后叶素;④遵医嘱给予心电监护, 观察生命体征, 安慰患者不要紧张;⑤准备负压吸引装置、气管插管等急救物品。

402. Ⅰ型呼吸衰竭动脉血气分析的特点有哪些？

答：

Ⅰ型呼吸衰竭（缺氧型）仅有缺O_2（$PaO_2 < 60$ mmHg），无CO_2潴留，$PaCO_2$降低或正常。

403. Ⅱ型呼吸衰竭动脉血气分析的特点有哪些？

答：

Ⅱ型呼吸衰竭（高碳酸型）既有缺O_2，又有CO_2潴留（$PaO_2 < 60$ mmHg，$PaCO_2 > 50$ mmHg）。

404. 吸痰有哪些常见并发症？

答：

低氧血症、呼吸道黏膜损伤、感染、心律失常、阻塞性肺不张、气道痉挛。

405. 呼吸困难如何分度？

答：

①轻度：能与相同年龄健康人同样地行走，登高或上台阶时感呼吸困难；②中度：在平地与相同年龄健康人同样行走时感呼吸困难，可按自己的速度行走或步行中需要不断休息；③重度：说话、脱衣也感到呼吸困难，不能外出活动。

406. 何谓限制性通气障碍？

答：

限制性通气障碍是指患者不能吸入正常量空气。

407. 限制性通气障碍常见于哪些疾病？

答：

在胸廓畸形、神经疾病后、急性呼吸道感染时可发生限制性通气障碍。

408. 何谓阻塞性通气障碍?

答:
阻塞性通气障碍是指气道开放不足或提前关闭引起的通气功能障碍。

409. 阻塞性通气障碍常见于哪些疾病?

答:
阻塞性通气障碍可发生在哮喘、慢性支气管炎、肺气肿和囊性纤维化等疾病中。

410. 哮喘发作的先兆以及典型症状是什么?

答:
哮喘发作的先兆为鼻部症状,如打喷嚏、流鼻涕、嗓子痒等,典型症状为发作性伴有哮鸣音的呼气性呼吸困难。

411. 哮喘的临床表现有哪些?

答:
反复发作性的喘息,呼气性呼吸困难,胸闷和咳嗽,尤其是在夜间和清晨,同时伴呼气性哮鸣音。

412. 意识障碍的定义是什么?

答:
意识障碍是指个体对周围环境和自身状态的识别以及觉察能力发生障碍的一种精神状态。

413. 常见的意识障碍分哪几种?

答:
嗜睡、昏睡、浅昏迷、中度昏迷、深昏迷、意识模糊、意识朦胧、谵妄、去大脑皮质状态。

414. 何谓瞳孔直接对光反射?

答：
将光源移向一侧瞳孔，观察同侧瞳孔的反应，瞳孔感光后迅速缩小称为直接对光反射。

415. 何谓瞳孔间接对光反射?

答：将光源移向一侧瞳孔，观察另一侧瞳孔的反应，瞳孔感光后迅速缩小称为间接对光反射。

416. 脑干包括什么?

答：
包括中脑、脑桥、延髓。

417. 体温调节中枢的部位在哪里?

答：
体温调节中枢在下丘脑。

418. 颅内压增高的三主征有哪些?

答：
头痛、呕吐和视神经盘水肿。

419. 脑疝的发生先兆有哪些?

答：
剧烈头痛，喷射性呕吐，躁动不安，血压升高，脉搏减慢，呼吸不规则，一侧瞳孔散大，意识障碍加重。

420. 昏迷一般采取何种卧位?

答:

取半卧位或侧卧位,有利于呼吸道分泌物排出,防止误吸。

421. 脑膜刺激征的临床表现有哪些?

答:

表现为闭目畏光、卷曲而卧、头痛加重、颈项强直明显。

422. 胸部损伤的临床表现有哪些?

答:

胸痛、呼吸困难、咯血、休克、皮下气肿、损伤区域触痛、压痛;肋骨骨折时可触及骨擦感;发生气胸和血胸时,听诊患侧呼吸音减弱或消失等。

423. 肺癌的早期症状有哪些?

答:

(1) 咳嗽,是肺癌患者最早和最常见的症状,典型的表现为阵发性刺激性干咳。

(2) 痰中带血或咯血:是肺癌的常见症状。

(3) 胸闷、胸痛症状一般较轻,胸痛常表现为胸部不规则的隐痛或钝痛。

424. 进行性血胸的临床表现有哪些?

答:

(1) 脉搏逐渐加快,血压持续下降。

(2) 经补充血容量后血压虽有短暂回升,但又迅速下降。

(3) 血红蛋白、血细胞计数、血细胞比容持续降低。

(4) 胸腔闭式引流出血量大于每小时 200 ml,并持续 2 h 以上。

(5) 胸膜腔穿刺抽出的血液很快凝固或因血液凝固抽不出,且胸部 X 线显示胸腔阴影增大。

425. 食管术后吻合口瘘的表现有哪些？

答：

若患者出现呼吸困难、胸腔积液或全身中毒症状，如高热、心悸、休克、白细胞计数升高等，考虑为吻合口瘘。

426. 食管术后吻合口瘘的处理有哪些？

答：

（1）立即禁食、禁水，持续给予胃肠减压，减轻吻合口局部水肿和张力，避免消化液漏至胸腔腐蚀腔内脏器，从而避免或减轻胸腔内感染。

（2）做好胸腔闭式引流的护理，充分引流，如引流管不畅，应通知医生给予调整，如已拔管，应重新放置引流管。

（3）给予静脉营养支持，输入足量的葡萄糖、脂肪、蛋白质、维生素及微量元素，或输入新鲜血或血浆。

（4）给予高效、广谱抗菌药物以控制感染。

（5）严密观察生命体征及胸痛情况，若出现休克症状，积极配合医生抗休克治疗。

427. 介入治疗术后的股动脉穿刺护理要点有哪些？

答：

（1）术后无抗凝、抗血小板治疗患者穿刺侧下肢制动 6～8 h；术后抗凝、抗血小板治疗患者穿刺侧下肢制动 24 h。

（2）观察穿刺点有无渗血、血肿。

（3）观察穿刺侧下肢皮温、皮色、足背动脉搏动。

428. 介入治疗后的股动脉穿刺点并发症包括什么？

答：

（1）股动脉穿刺点渗血及血肿。

（2）假性动脉瘤。

（3）股动静脉瘘。

（4）腹膜后血肿。

(5) 血管迷走神经反射、疼痛、血容量下降，表现为发热、恶心、心率减慢、血压下降。

429. 下肢深静脉血栓形成的主要病因是什么？

答：

①血液高凝状态：包括创伤、大手术、分娩、肿瘤、服用避孕药、吸烟等；②静脉壁的损伤：如手术、骨折、感染等；③血液流动缓慢：如久坐、长途飞行、久卧、房颤、肥胖、妊娠等。

430. 下肢深静脉血栓保守治疗患者的观察要点是什么？

答：

(1) 绝对卧床，患肢抬高。
(2) 患肢禁止按摩、热敷。
(3) 每日测量双下肢周径（观察肿胀消退情况）并记录。
(4) 应用抗凝或抗血小板药物。
(5) 观察出血倾向。
(6) 观察呼吸情况，警惕肺栓塞。

431. 下肢深静脉血栓患肢抬高方法是什么？

答：

患肢抬高，高于心脏水平20～30 cm，膝关节屈曲15°，使髂股静脉呈松弛不受压状态，并可缓解腘静脉牵拉。避免膝下垫枕，以免影响小腿静脉回流。

432. 下肢深静脉血栓患者下肢周径测量方法是什么？

答：

①标记髌骨上缘和髌骨下缘，量取髌骨中点并标记；②标记髌骨中点向上15 cm和髌骨中点向下10 cm；③皮尺上缘置于髌骨中点向上15 cm处，测量肢体周径并标记皮尺下缘；④皮尺下缘置于髌骨中点向下10 cm处测量肢体周径并标记皮尺上缘。

433. 急性肺栓塞的首发临床表现有哪些？

答：
急性肺栓塞患者多以呼吸困难、胸痛、咯血等为首发症状。

434. 应用肝素钠注射液或盐酸替罗非班注射用浓溶液治疗期间出血倾向的观察要点有哪些？

答：
（1）生命体征监护。
（2）观察穿刺点有无渗血、血肿。
（3）观察皮肤、黏膜有无出血点。
（4）观察神经系统症状，警惕颅内出血。
（5）观察腹部体征，警惕腹腔出血。
（6）观察尿液颜色，有无血尿。

435. 何谓负压封闭引流术？

答：
持续负压封闭引流术（vacuum sealing drainage，VSD）主要通过将负压引流装置与特殊创面敷料连接起来，进而持续性地在创面产生大于大气压的压力，可有效促进创面愈合。

436. 负压封闭引流术的术后护理要点有哪些？

答：
（1）保持有效负压吸引，关注敷料是否鼓起，遵医嘱调节负压吸引压力。
（2）妥善固定，保持引流管通畅，避免移位、脱出、打折、扭曲，观察引流液有无搏动。
（3）观察患者创面周围皮肤是否有张力性水疱及炎症表现。
（4）观察引流管是否堵塞，有无漏气。
（5）严密观察引流液的颜色、性质、量，如有大量新鲜血液流出，应考虑创面是否有活动性出血，及时通知医生。

437. 排尿异常常见的类型有哪些？

答：

尿频，尿急，排尿困难，尿潴留，尿失禁。

438. 膀胱叩诊的方法是什么？

答：

自脐部向耻骨方向叩诊，叩诊时从脐水平开始逐渐向下叩，由鼓音变为浊音时即为膀胱浊音区顶点；分别从两侧由上向下叩至鼓音变浊音时即可得出膀胱圆形浊音区。

439. 血尿如何分类？

答：

（1）根据出血量分类：①镜下血尿：出血量很少，只能在显微镜下看到红细胞；②肉眼血尿：1000 ml 尿中有 0.5～1 ml 血时肉眼即可辨认。

（2）根据出血部位分类：①初始血尿：出血部位在后尿道；②终末血尿：病变在三角区、膀胱颈或后尿道；③全程血尿：病变在膀胱以上。

440. 何谓上消化道出血及下消化道出血？

答：

上消化道出血是指屈氏韧带以上的消化道，包括食管、胃、十二指肠或胆道病变引起的出血，多有呕血和柏油样便。下消化道出血是指屈氏韧带以下的消化道出血，多无呕血而仅有暗红色血便。

441. 如何估计消化道出血量？

答：

粪便隐血试验阳性提示出血量在 5 ml 以上，黑便提示出血量在 50～100 ml 或以上；呕血提示胃内积血量在 250～300 ml。出血量在 400 ml 以下时，由于组织液和脾对血容量的补充，一般不引起全身症状；出血量在 400～500 ml 或以上，可出现头晕、心悸、乏力等全身症状；出血量超过 1000 ml，可出现急性周围循环衰竭的表现,甚至引起失血性休克。

442. 幽门梗阻的症状有哪些?

答:

表现为进食后食物潴留于胃内导致呕吐,呈渐进性,呕吐物量大,有隔餐或隔夜的食物(宿食),有腐败酸臭味,不含胆汁。

443. 胃肠减压的护理要点有哪些?

答:

(1) 妥善固定胃管,避免脱出。
(2) 保持胃管通畅,每 2～4 h 用生理盐水 10～20 ml 冲管一次。
(3) 观察胃肠减压引流液的颜色、性质,记录引流量。
(4) 留置胃管患者给予口腔护理 BID,保持口腔清洁。
(5) 如需由胃管内灌注药物,灌注后应用温开水 20～40 ml 冲净管腔,并夹管 1～2 h,使灌入的药物充分消化吸收后连接负压吸引 / 引流袋。

444. 肠梗阻的主要临床表现有哪些?

答:

肠梗阻的主要表现为呕吐、腹痛、腹胀、停止排气排便。

445. 肠梗阻依据发生原因可分为哪几种类型?

答:

(1) 机械性肠梗阻:最常见。各种原因导致的肠腔变窄,肠内容物通过障碍所致。
(2) 动力性肠梗阻:肠壁本身没有病变,由于神经反射或毒素刺激引起肠壁肌肉功能紊乱,使肠蠕动消失或肠管痉挛,以致肠内容物无法正常通行。
(3) 血运性肠梗阻:由于肠系膜血管受压、栓塞或血栓形成,使肠管血运障碍,继而发生肠麻痹,肠内容物停止运行。

446. 肠内营养支持的护理要点有哪些？

答：

（1）妥善固定喂养管。
（2）保持喂养管的通畅。
（3）循序渐进调控营养液的温度、浓度、速度。
（4）每 4～6 h 评估患者肠内营养耐受性情况，注意观察有无恶心、呕吐、腹痛、腹胀、腹泻等胃肠道不耐受情况。

447. 基础代谢率的定义是什么？其测定公式是什么？

答：

基础代谢率是人体在清醒、空腹、安静和无外界环境影响下的能量消耗率。测定公式为：基础代谢率（%）=（脉率+脉压）−111。

448. 甲状腺危象的临床表现有哪些？

答：

主要表现为术后 12～36 h 发热（＞39 ℃）、心动过速（＞120～140 次/分）、烦躁不安、大汗、谵妄，甚至昏迷，常伴有呕吐和水样便腹泻。

449. 肝性脑病患者为何不能用肥皂水灌肠？

答：

对有严重肝病的患者来讲，引起肝性脑病的原因很多，其中氨中毒是诱发肝性脑病的重要环节。造成血氨增高的原因，常见于胃肠道的产氨增多。肠道内的酸碱度对氨的产生和吸收影响很大。结肠在酸性条件下，肠腔内氢离子（H^+）增加，使产生的氨（NH_3）与 H^+ 结合，形成铵（NH_4^+），肠黏膜吸收氨就减少。如进行肥皂水灌肠，大量的碱性液改变了肠腔内的酸碱度，使之成为碱性环境，氨失去了转化为铵的过程，氨的吸收随之增多。因此对肝性脑病的患者应禁用碱性液——肥皂水灌肠，可选用生理盐水或弱酸性液，使肠道 pH 保持酸性。

450. 腹水患者的护理措施有哪些？

答：

（1）注意休息，尽量取平卧位，增加肝、肾血流灌注。

（2）注意补充营养，纠正低蛋白血症。

（3）限制液体和钠的摄入，少食含钠高的食物（如酱油、酱菜、虾皮），每日钠摄入量 500～800 mg（氯化钠 1.2～2.0 g）。

（4）每日同一时间、同一体位在同一部位测量腹围 1 次，每周测量体重 1 次。

（5）遵医嘱使用利尿剂。准确记录出入量，保持水、电解质平衡。

（6）下肢水肿者应予以抬高患肢。

451. 急性阑尾炎的临床表现有哪些？

答：

腹痛：典型表现为转移性右下腹痛，呈持续性。单纯性阑尾炎：轻度隐痛；化脓性阑尾炎：阵发性胀痛和剧痛；坏疽性阑尾炎：持续性剧烈腹痛；穿孔性阑尾炎：因阑尾腔压力骤减，腹痛可暂时减轻，但腹膜炎出现后，腹痛持续加重。胃肠道症状：早期有恶心、呕吐、伴食欲减退、便秘；盆腔位的阑尾炎可引起里急后重感。全身症状：早期有乏力，炎症重时出现中毒症状，可表现为心率快，体温升高至 38 ℃左右。

452. 外科急腹症的临床表现有哪些？

答：

（1）腹痛：病变刺激支配腹膜和腹腔内器官的神经所致。

（2）胃肠道反应：如恶心、呕吐、腹胀、停止排便排气。

（3）腹膜刺激征：腹部有压痛、反跳痛、肌紧张。

（4）肠鸣音改变：肠蠕动增强则肠鸣音亢进，肠蠕动减弱则肠鸣音减弱。肠麻痹时肠鸣音消失。

（5）白细胞总数和中性粒细胞百分比增高。

453. 引起颈椎病慢性劳损的原因有哪些?

答:
主要包括:①不良睡眠体位;②工作姿势不当;③不适当的体育锻炼。

454. 人体脊柱构成中,颈椎分为几个节段?

答:
颈椎分为 7 个节段。

455. 人体脊柱构成中,胸椎分为几个节段?

答:
胸椎分为 12 个节段。

456. 人体脊柱构成中,腰椎分为几个节段?

答:
腰椎分为 5 个节段。

457. 骨折的定义是什么?

答:
骨的完整性和连续性中断称为骨折。

458. 骨折病因包括哪些?

答:
创伤性骨折和病理性骨折,创伤性更多见,包括直接暴力、间接暴力、疲劳性骨折。

459. 骨折愈合过程分期有哪些？

答：
血肿炎症机化期、原始骨痂形成期、骨痂改造塑形期。

460. 骨折的特有体征包括哪些？

答：
包括畸形、反常活动、骨擦音或骨擦感。

461. 何谓轴线翻身？

答：
轴线翻身是指翻身时保持头、颈、肩、腰、髋在同一水平面上，不能扭曲，也称滚筒式翻身。

462. 轴线翻身的目的是什么？

答：
①协助颅骨牵引、脊椎损伤、脊椎手术、髋关节术后患者在床上翻身；②保持脊椎平直，预防脊椎再损伤；③预防并发症，促使患者舒适。

463. 膝关节由哪些骨骼组成？

答：
由股骨、胫骨、髌骨组成。

464. 髋关节脱位的临床表现包括哪些？

答：
疼痛、髋关节活动受限、髋关节周围肿胀明显、髋关节周围异响。

465. 髋骨由哪三部分组成？

答：
由耻骨、坐骨、髂骨三部分组成。

466. 肌力的分级标准是什么？

答：
(1) 0级：肌肉完全麻痹，望诊和触诊均无肌肉纤维的收缩。
(2) Ⅰ级：患者主动收缩肌肉时，有肌肉收缩，但是不引起关节的运动。
(3) Ⅱ级：肌肉活动可以带来水平方向的关节活动，但是不能对抗引力。
(4) Ⅲ级：可以对抗引力，使关节产生活动，但是不能对抗阻力。
(5) Ⅳ级：肌肉收缩能够对抗较大的阻力，但是较正常力量弱。
(6) Ⅴ级：正常肌力。

467. 肩关节由哪几个关节组成？

答：
盂肱关节、肩锁关节、胸锁关节、喙锁关节和肩胛胸壁关节。

468. 肩关节的运动有哪些？

答：
内收、外展、前屈、后伸、内旋、外旋及环转。

469. 膝关节的组成为何？

答：
膝关节由三块骨、三个相互关节的面构成。①骨：胫骨、股骨、髌骨；②关节面：股骨下端关节面、胫骨上端关节面、髌骨关节面。

470. 股四头肌由哪几块肌肉组成？

答：

股四头肌是全身体积最大、力量最强的肌肉。包括股直肌、股内侧肌、股外侧肌、股中间肌。

471. 足背动脉的位置在哪里？

答：

足背动脉位于内外踝背侧连线上，踇长伸肌腱与二趾长伸腱之间（位于足背中部踇趾和第2趾之间）。

472. 足背动脉的评估方法是什么？

答：

嘱患者双腿自然伸直，评估者站于床尾，双手示指及中指同时触摸双侧的足背动脉搏动情况。

473. 跟腱断裂的症状是什么？

答：

(1) 三有：棒击感、疼痛、响声。

(2) 三无：不能提踵、休息位不等长、捏小腿足跟不活动。

474. 关节脱位的特有体征是什么？

答：

畸形、弹性固定、关节盂空虚。

475. 最容易脱位的关节及原因是什么？

答：

盂肱关节是全身活动范围最大的关节，由肱骨头和肩胛盂构成。由于肱骨头面大，肩胛盂关节面小而浅，关节囊和韧带松弛薄弱，虽有利于肩关节活动，但也使关节结构不稳定,故最容易发生脱位。

476. 手外伤的急救措施是什么?

答:
(1) 止血:局部加压包扎是手部创伤最简便而有效的止血方法,大血管损伤所致大出血才采用止血带止血。
(2) 创口包扎:用无菌敷料或清洁布类包扎伤口,防止创口进一步被污染。
(3) 局部固定:转运过程中,无论伤手是否有明显骨折,均应适当加以固定,以减轻患者疼痛和避免进一步加重组织损伤。固定器材可就地取材,因地制宜,采用木板、竹片、硬纸板等。固定范围应达腕关节以上。

477. 何谓 Bobath 握手法?

答:
双手手指交叉握手,患手拇指置于健手拇指之上,用健侧上肢带动患侧上肢做患肢的被动运动。使双侧肘关节伸展、肩关节前屈、上举。此运动可防止或减轻患侧上肢出现失用性肌萎缩,维持肩、肘关节活动度和抑制上肢痉挛。

478. 骨质疏松患者的常见骨折部位有哪些?

答:
肋骨、腰椎、髋部、桡/尺骨远端和股骨的近端。

479. 脑卒中患者穿脱衣服原则有哪些?

答:
患者穿衣服时,先穿患侧,再穿健侧;脱衣服时先脱健侧,再脱患侧。

480. 脑卒中吞咽障碍的患者怎样选择易被接受的食物?

答:
容易吞咽食物的共同特征为密度均一,有适当的黏性,不易松散,表面光滑,通过咽及食管时容易变形,不在黏膜上残留。选择顺序一般是软食、半固体、固体，最后是液体。

481. 脑卒中患者取仰卧位的缺点有哪些？

答：

仰卧位易引发或加重压力性损伤，增加患者异常反射活动，应尽量少用。

482. 如何推算预产期？

答：

推算预产期的方法为末次月经第一日起的月份减 3 或加 9，日数加 7。孕妇若以农历计算预产期，则日数需加 15。若记不清末次月经或哺乳期妊娠者，可根据早期超声检查头臀长度来估计孕周并推算预产期。

483. 妊娠全过程分哪几个时期？

答：

临床上分为 3 个时期。妊娠未达 14 周称为早期妊娠，第 $14 \sim 27^{+6}$ 周称为中期妊娠，第 28 周及其后称为晚期妊娠。

484. 如何进行胎动计数？

答：

妊娠 28 周后，建议每天在同一时间计数胎动。每次计数 10 次胎动并记录所用时间，用时超过 2 h，建议就医检查。临近足月时，胎动略减少，若计数 2 h 胎动不足 10 次，应及时就医检查。

485. 胎动计数的临床意义是什么？

答：

胎动作为产前胎儿监护的有效方法之一，孕妇可将其作为自我评估胎儿宫内情况的有效方法。胎动变化能反映胎儿在子宫中的状态，通过胎动计数可以初步判断胎儿在宫内的安危。胎动计数 < 10 次 /2 h，或减少 50% 者，应考虑子宫胎盘功能不足、胎儿有宫内缺氧可能，应及时就医。

486. 临产开始的标志有哪些?

答:

有规律且逐渐增强的宫缩,持续 30 s 或以上,间歇 5～6 min,同时伴随宫颈管消失、宫口扩张和胎先露下降。用镇静药物不能抑制临产。

487. 新生儿生理性体重下降的特点是什么?

答:

新生儿生理性体重一般在出生后 3～4 天下降达最低点,但一般不超过 10%,于 7～10 天恢复至出生时的体重,随后体重迅速增加。

488. 女性内、外生殖器包括哪些?

答:

女性外生殖器包括两股内侧从耻骨联合至会阴体之间的组织,包括阴阜、大阴唇、小阴唇、阴蒂及阴道前庭。女性内生殖器包括阴道、子宫、输卵管及卵巢。

489. 何谓月经?为什么月经血不凝固?

答:

月经指伴随卵巢的周期性变化而出现的子宫内膜周期性脱落及出血。月经初潮是生殖功能成熟的标志之一。月经血刚离开血循环时是凝固的,由于剥脱的子宫内膜含有大量的纤维蛋白溶媒,使已经凝固的纤维蛋白裂解为流动的降解产物,故月经血不凝固。

490. 宫颈液基薄层细胞学检查的意义是什么?

答:

宫颈液基薄层细胞学检查也称为宫颈刮片细胞学检查,通常简称 TCT 检查,是筛查早期宫颈癌的重要方法,在宫颈外口鳞状上皮和柱状上皮交界处取材。TCT 检查则是采用液基薄层细胞检测系统检测宫颈细胞并进行细胞学分类诊断,从而提高宫颈异常细胞检出率,用于宫颈癌的早期筛查。

491. 人乳头瘤病毒检查的意义是什么？

答：

人乳头瘤病毒简称HPV，因为高危型HPV的感染和宫颈癌的发生有直接关系，因而临床常常对有性生活的女性进行HPV检查。HPV分高危型和低危型，常见的高危型为HPV16型和HPV18型。

492. 宫内节育器避孕和口服避孕药避孕原理的区别是什么？

答：

宫内节育器避孕原理主要是杀精、阻止受精卵着床。而口服避孕药避孕原理主要是抑制排卵，改变宫颈黏液及宫腔的内环境。

493. 何谓子宫内膜异位症？

答：

子宫内膜异位症（endometriosis）简称内异症，是指具有生长功能的子宫内膜组织出现在子宫腔被覆内膜及宫体肌层以外的体内其他部位。内异症是一种雌激素依赖性的、高发于育龄期女性的常见妇科疾病。

494. 多囊卵巢综合征患者的临床表现有哪些？

答：

是孕龄期女性常见的生殖内分泌疾病，主要临床表现为月经失调、雄激素过高引起的多毛和痤疮、肥胖、黑棘皮病和不孕。

495. 何谓卵巢功能早衰？

答：

卵巢功能早衰（premature ovarian failure，POF）是指40岁以前妇女自然绝经的临床现象。临床特征为40岁以前妇女出现继发性闭经，并伴有潮热、多汗、情绪波动、阴道干涩等症状。

496. 何谓闭经?

答:

闭经（amenorrhea）是妇科疾病中的常见症状，表现为月经停止或无月经。根据既往有无月经来潮，将闭经分为原发性和继发性两类。

497. 卵巢扭转的常见症状有哪些?

答:

患者常表现为下腹疼痛，患侧疼痛更为明显，疼痛可放射到患侧背部或大腿，常伴有恶心、呕吐、腹泻等，部分可能出现便秘。

498. 何谓高催乳素血症?

答:

高催乳素血症（hyperprolactinemia）是指各种原因导致血清催乳素水平异常升高（> 25 μg/L），是临床最常见的生殖内分泌疾病，常导致无排卵、闭经、不孕、溢乳和性腺功能改变。

499. 卵巢扭转的诱发因素有哪些?

答:

（1）卵巢过度刺激反应导致卵巢囊性增大，可诱发卵巢扭转。
（2）体位突然改变可诱发卵巢扭转。
（3）随妊娠子宫增大，卵巢位置相应变动，亦可引起卵巢扭转。

500. 住院儿童常出现哪些心理反应?

答:

分离焦虑、失控感、焦虑或恐惧、羞耻感或罪恶感。

501. 小儿辅食添加原则是什么？

答：

由少到多、由细到粗、由软到硬、由一种到多种。

502. 哪些疾病和药物会导致维生素 D 缺乏性佝偻病？

答：

胃肠道或肝胆疾病影响维生素 D 的吸收；肝、肾严重损害可致维生素 D 羟化障碍。长期服用抗惊厥药物如苯巴比妥、苯妥英钠，导致维生素 D 不足。糖皮质激素有对抗维生素 D 对钙的转运作用，长期使用激素的儿童可引起体内维生素 D 水平严重下降。

503. 何谓新生儿？

答：

新生儿期是指胎儿娩出脐带结扎至出生后 28 天，此期的小儿称为新生儿。

504. 新生儿如何分类？

答：

根据胎龄分为足月儿、早产儿和过期产儿。足月儿是指胎龄满 37 周至不满 42 周（259～293 天）者；早产儿为胎龄满 28 周，不满 37 周（＜259 天）者；过期产儿是指胎龄满 42 周以上（≥294 天）者。

505. 何谓正常足月儿？

答：

正常足月儿是指出生胎龄满 37～42 周，体重在 2500 g 以上，身长在 47 cm 以上，没有任何畸形和疾病的活产婴儿。

506. 新生儿体温正常值是多少？

答：

新生儿体核温度（直肠温度）正常值为 36.5～37.5 ℃，体表温度（皮肤温度）正常值为 36.0～36.5 ℃。

507. 如何预防婴儿喂奶后发生呕吐？

答：

哺乳结束后，应将婴儿头靠在父母的肩上，手呈空心状从下往上轻拍背部，使胃内气体逸出，但时间不宜过长，不宜超过 10 min，否则将致使婴儿过于疲惫。保持右侧卧位。

508. 新生儿出现生理性黄疸的临床表现是什么？

答：

临床表现为皮肤、巩膜黄染，粪便色黄，尿色正常，血清未结合胆红素升高等。

509. 婴幼儿为什么易患腹泻？

答：

婴幼儿易患腹泻的原因有：①婴幼儿消化系统发育尚未成熟；②所需营养物质相对较多，食物以液体为主，进入量较多，胃肠道负担重；③机体防御功能差；④肠道菌群失调，易患肠道感染；⑤人工喂养。

510. 影响小儿血压精确测量的最重要的原因是什么？

答：

是血压计袖带的宽度，一般袖带宽度应为上臂长度的 1/2～2/3。

511. 新生儿体温每升高1℃，心率增加多少次？

答：

心率增加10～15次/分。

512. 小儿为什么会发生惊厥？

答：

小儿发生惊厥的病因有：①感染性疾病：颅内感染、感染造成高热惊厥；②非感染疾病：各型癫痫、占位性病变、颅脑损伤、脑退行性病变；③水、电解质紊乱；④中毒；⑤代谢性因素（如低血糖、苯丙酮尿症）；⑥其他（如窒息、溺水、心肺严重疾病）。

513. 新生儿臀红如何分级？

答：

①0级，正常皮肤；②1级，轻度，皮肤红疹无破损；③2级，中度，皮肤红疹，部分皮肤破损；④3级，重度，大面积皮肤破损或非压力性溃疡。

514. 何谓性早熟？

答：

儿童性发育启动年龄显著提前，即为性早熟。一般认为女孩在8岁以前、男孩在9岁以前出现第二性征，临床可判断为性早熟。

515. 新生儿胸外心脏按压时按压次数与呼吸之比为多少？

答：

3∶1。

516. 何谓视觉器官？

答：

眼为视觉器官，包括眼球、视路和眼附属器3个部分。眼球接受外界光线成像于视网膜,经视路传导至视皮质产生视觉。眼附属器对眼球起保护、运动等作用。

517. 眼球的组成是什么?

答:

眼球由眼球壁和眼内容物组成。眼球壁分为3层,外层为纤维层,中层为葡萄膜,内层为视网膜。眼内容物包括房水、晶状体、玻璃体。

518. 屈光系统的组成是什么?

答:

眼内容物包括房水、晶状体、玻璃体,三者均透明又有一定屈光指数,与角膜一并构成眼的屈光系统。

519. 眼球壁各层的组成是什么?

答:

眼球壁分为3层。外层为纤维层:前1/6为透明的角膜,后5/6为瓷白色的巩膜;中层为葡萄膜:由前向后分别为虹膜、睫状体、脉络膜;内层为视网膜。

520. 何谓黄斑?

答:

视网膜的后极部有一个中央无血管的凹陷区,称为黄斑,由于该区富含叶黄素而得名。其中央有一小凹,称为黄斑中心凹,是视网膜上视觉最敏锐的部位。

521. 何谓视路?包括哪几个部分?

答:

视路是指视觉信息从视网膜光感受器起,到大脑枕叶皮质视觉中枢的传导路径。包括6个部分:视神经、视交叉、视束、外侧膝状体、视放射、视皮质。

522. 何谓瞳孔近反射？

答：

注视近处物体时瞳孔变小，同时发生调节和辐辏反射，称为瞳孔近反射。

523. 结膜按其所在部位分哪几部分？

答：

结膜按其所在部位可分为3个部分，即睑结膜、球结膜、穹窿结膜。

524. 何谓远视力、近视力？

答：

5 m或5 m以外的视力称远视力，正常人远视力一般在1.0或以上。阅读（30 cm）时的视力称近视力，正常人在标准近视力表为1.0、对数近视力表为5.0。

525. 何谓视野？

答：

视野是黄斑中心凹以外的视力，也称周边视力。即当眼球向正前方固视不动时所见的空间范围，距注视点30°以内的范围称为中心视野，30°以外称为周边视野。

526. 视网膜动脉阻塞患者的治疗原则是什么？

答：

迅速扩张血管，降低眼压，改善微循环，增加营养，同时积极治疗原发病。密切观察疗效和不良反应。

527. 何谓近视？

答：

近视是指眼调节静止状态下，外界平行光线经过眼的屈光系统后，聚焦于视网膜之前的一种屈光状态，近视患者远点移近。

528. 何谓老视？

答：

老视是指由于年龄增大所致的生理性调节功能减弱。随着年龄增加，晶状体密度增加，逐渐硬化，弹性减弱，睫状肌的功能逐渐降低，从而引起眼的调节能力逐渐下降。老视是一种生理现象，不属于屈光不正，远视者老视出现较早，近视者出现较晚或不发生。

529. 中耳的组成是什么？

答：

中耳由鼓室、鼓窦、乳突、咽鼓管4个部分组成。

530. 听骨的组成是什么？

答：

听骨为人体最小的一组小骨，包括锤骨、砧骨、镫骨，相互连接而成听骨链。

531. 咽鼓管的主要功能有哪些？

答：

咽鼓管的主要功能是：①保持中耳内外压力的平衡；②引流作用；③防声作用；④防止逆行性感染。

532. 耳的生理功能有哪些？

答：

耳的生理功能包括听觉、平衡觉。

533. 声音传入内耳的途径是什么？空气传导的过程是什么？

答：

①声音可以通过两种途径传入内耳，一是通过鼓膜和听骨链传导，称为空气传导，二是通过颅骨传导，称为骨传导；②空气传导过程是声波经外耳（耳郭、

外耳)—中耳(鼓膜、听骨链)—前庭窗—内耳(外耳、内耳淋巴—螺旋器)—听神经—听觉中枢。从听觉生理功能看,外耳起集音、传递声音、共振作用,中耳起传音作用,将空气中的声波传入内耳,产生听觉。

534. 耳的平衡功能有哪些?

答:

人体主要依靠前庭、视觉和本体感觉3个系统的外周感受器感受身体运动、位置、外界的刺激,向中枢传递神经冲动,通过各种反射性运动,维持身体的平衡。3个系统中前庭系统最为重要,前庭感受器主司感知头位及其变化,半规管壶腹嵴感受头的旋转运动,球囊及椭圆囊主要感受头部直线加速运动的刺激。

535. 世界卫生组织如何对耳聋分级?

答:

世界卫生组织(WHO)根据纯音测听言语频率听阈的平均值把耳聋分为5级。①1级 轻度耳聋:听低声谈话有困难,语频听阈26~40 dB;②2级 中度耳聋:听一般谈话有困难,语频听阈41~55 dB;③3级 中重度耳聋:需要大声说话才能听见,语频听阈56~70 dB;④4级 重度耳聋:需耳旁大声呼唤仍听不清,语频听阈71~90 dB;⑤5级 极重度耳聋:耳旁大声说话也听不清,语频听阈大于90 dB。

536. 造成耳聋的原因有哪些?

答:

造成耳聋的原因有很多,如长期的噪声环境、耳外伤、感染、用药不当、免疫性疾病、遗传、某些化学物质中毒等都可引起耳聋。

537. 慢性化脓性中耳炎按病理变化和临床表现分几型?临床表现是什么?

答:

分3型,即单纯型、骨疡型及胆脂瘤型。不同阶段分别表现为耳部反复流脓、鼓膜穿孔、听力不同程度下降,耳源性颅内、颅外并发症,部分患者出现耳鸣。

538. 先天性耳前瘘管的好发位置是哪里？

答：

先天性耳前瘘管是一种常见的先天性耳畸形。瘘管多为单侧性，也可为双侧。瘘口多位于耳轮脚前，少数可在耳郭之三角窝或耳甲腔部，另一端为盲管。

539. 小儿感冒后为什么容易引起中耳炎？

答：

因为成人咽鼓管的鼓室口高于咽鼓管咽口 2～2.5 cm，小儿的咽鼓管接近水平，且管腔短，内径宽，所以小儿咽部感染较易经此管侵入中耳，引起中耳炎。

540. 何谓梅尼埃病？

答：

梅尼埃病指原因不明的以膜迷路积水为主要病理改变，以反复发作性眩晕、波动性听力下降和耳鸣、耳闷为典型临床特征的内耳疾病。多发于 40～60 岁，一般单侧发病，也可累及双耳。

541. 化脓性中耳乳突炎常见的颅内、颅外并发症有哪些？

答：

化脓性中耳乳突炎可产生多种颅内、颅外并发症，简称耳源性并发症。①颅内并发症：硬脑膜外脓肿、硬脑膜下脓肿、耳源性脑膜炎、耳源性脑脓肿、乙状窦血栓性静脉炎等，患者可出现头痛、发热、表情淡漠、颅内压增高等表现；②颅外并发症：耳后骨膜下脓肿及瘘管、颞部脓肿、颈部脓肿、迷路炎、周围性面瘫等。

542. 良性阵发性位置性眩晕的典型症状表现有哪些？

答：

良性阵发性位置性眩晕俗称"耳石症"，典型表现为由头位相对于重力改变而触发的短暂眩晕发作，还表现为视物旋转、平衡失控，常伴有恶心呕吐、心悸、出汗等自主神经功能失调的相关症状。常具有自限性，但易复发。

543. 鼓膜穿刺抽液法的注意事项有哪些？

答：

①注意滴入耳内的溶液温度适宜；②刺入鼓膜深度不宜过深，位置在最低部，以便抽尽积液；③操作时嘱患者头勿动，以免损伤中耳内其他结构；④嘱患者2天后将棉球自行取出，1周内不要洗头，以免脏水进入外耳道。

544. 对动物性外耳道异物正确的处理方法是什么？

答：

先用油类、乙醇等滴入耳内，或用浸有乙醚（或其他挥发性麻醉剂）的棉球置于外耳道数分钟，待虫死后，再用镊子取出或用冲洗法冲出，以免导致虫子进入耳道内更深的位置，对鼓膜造成刺激，诱发耳道感染，引发耳道疼痛、流脓等不适症状。

545. 外耳道滴药法的操作步骤及注意事项是什么？

答：

（1）操作步骤：①患者侧卧或坐位，头侧向健侧，患耳向上；②成人耳郭向后上方牵拉，小儿向后下方，将外耳道拉直；③将滴耳液顺耳道后壁滴入2～3滴；④用手反复轻按耳屏几下，使药液流入耳道四壁及中耳腔内；⑤保持体位3～4 min；⑥外耳道口塞入干棉球，以免药液流出。

（2）注意事项：①滴药前，必须将外耳道脓液洗净；②药液温度以接近体温为宜，不宜太热或太凉，以免刺激迷路，引起眩晕、恶心、呕吐等不适感；③如滴耵聍软化液，应事先告知患者滴入药液量多，滴药后可能有耳塞、闷胀感，以免患者不安。

546. 鼻的组成是什么？

答：

鼻由外鼻、鼻腔和鼻窦3个部分构成。

547. 鼻窦共有几对？分别是什么？

答：
鼻窦共有 4 对。分别是上颌窦、筛窦、额窦、蝶窦。

548. 面部"危险三角区"为什么不能挤压？

答：
临床上将鼻根部与上唇连成的三角形区域称为"危险三角区"。外鼻的静脉主要经内眦静脉和面静脉汇入颈内静脉，而内眦静脉又可经眼上、眼下静脉与海绵窦相通。面部静脉无瓣膜，血液可双向流动，故当鼻部皮肤感染，如挤压或热敷时，可引起致命的海绵窦血栓静脉炎。

549. 鼻腔的生理功能有哪些？

答：
鼻腔的生理功能是呼吸功能（鼻阻力、鼻周期、加温加湿、过滤清洁）、黏液纤毛清除功能、免疫功能、嗅觉功能、发音的共鸣、鼻反射功能。

550. 鼻窦的生理功能是什么？

答：
鼻窦对鼻腔的共鸣功能有辅助作用，并可减轻头颅重量，缓冲外来冲击力，对脑部及眼眶等重要器官有保护作用。

551. 变应性鼻炎的主要症状有哪些？

答：
变应性鼻炎的主要症状为鼻痒、阵发性喷嚏、大量清水样鼻涕、鼻塞。

552. 鼻内镜手术并发症有哪些？

答：
对于鼻腔、鼻窦邻近前颅底、眼眶及毗邻的血管和神经，鼻内镜手术易导致一些并发症。①鼻内并发症：鼻出血、鼻腔粘连、鼻中隔穿孔；②眶内并发症：眶周淤血、眶周气肿、眶内血肿、眶内感染、眶内炎性假瘤、内直肌损伤、鼻泪管损伤、失明；③颅内并发症：脑脊液鼻漏、脑膜炎、脑脓肿、颅内出血、颈内动脉或海绵窦损伤大出血等。

553. 鼻内镜手术后复查的重要性是什么？

答：

①避免手术后恢复过程中极易出现的窦口粘连、术腔粘连；②及时清理干痂，治疗黏膜水肿、囊肿，防止进一步演变为息肉组织；③纠正术中不当及欠缺处，并针对性地局部或全身用药，提高治愈率。

554. 确诊脑脊液鼻漏的重要依据是什么？

答：

①流出液葡萄糖定量分析：是确诊脑脊液鼻漏的重要依据，其含量超过 1.7 mmol/L（30 mg%）为阳性标准，β2 转铁蛋白的检测阳性也有较高的特异性；②鼻内镜检查：手术前须有脑脊液瘘孔的准确定位，目前定位方法较多，但以鼻内镜法较为准确；③影像学方法：高分辨率薄层 CT 扫描、MRI 脑池造影可用于瘘孔的定位诊断。

555. 各种急性鼻窦炎的疼痛特点有哪些？

答：

①急性上颌窦炎：眶上额部痛，可伴有同侧颌面部痛或上颌磨牙痛。晨起轻，午后重。②急性筛窦炎：一般头痛较轻，局限于内眦或鼻根部，也可放射至头顶部。前组筛窦炎的头痛有时与急性额窦炎相似，后组筛窦炎则与急性蝶窦炎相似。③急性额窦炎：前额部周期性疼痛。晨起感头痛，逐渐加重，午后开始减轻，晚间则完全消失，次日又重复发作。④急性蝶窦炎：颅底或眼球深处钝痛，可放射至头顶和耳后，亦可引起枕部痛。早晨轻，午后重。

556. 滴鼻法操作步骤及注意事项是什么?

答:

操作步骤:①嘱患者轻轻擤出鼻涕(鼻腔内有填塞物不擤);②患者取仰卧位,肩下垫枕头或头悬于床头,头尽量后仰,使头部与身体成直角,头低肩高;③每侧鼻腔滴3~4滴药液,用棉球轻轻按压鼻翼,使药液均匀分布于鼻黏膜上;④保持原位2~3 min坐起;⑤对于鼻侧切患者,为防止鼻腔或术腔干燥,滴鼻后,嘱患者向患侧卧,使药液进入术腔。

注意事项:①滴药时,滴管口或瓶口勿触及鼻孔,以免污染药液;②体位要正确,滴药时勿吞咽,以免药液进入咽部引起不适。

557. 鼻骨骨折的临床表现有哪些?

答:

根据外伤的程度不同,会出现以下部分或全部表现:①局部疼痛、外鼻肿胀及皮下淤血;②鼻骨骨折移位者可有鼻梁歪斜、鼻背塌陷或畸形;③鼻出血,量多少不等;④鼻中隔偏曲、血肿、鼻塞;⑤鼻腔有清水样物流出,考虑有脑脊液鼻漏;⑥出现熊猫眼、视力下降、复视;⑦头痛、头晕、意识丧失,考虑有颅内损伤。

558. 鼻腔填塞后的护理要点有哪些?

答:

对于鼻腔填塞的患者,给予半卧位,用冷水袋或湿毛巾敷前额。鼻侧切患者保持面部敷料包扎完整,无松脱,解除包扎后,观察伤口有无红、肿、热、痛等局部感染征象,伤口予以刺激性小的消毒液消毒,一日2~3次,并鼓励患者多饮水,用淡盐水或漱口液漱口,口唇涂抹液状石蜡或润唇膏,保持口唇湿润。

559. 咽分为哪几部分?

答:

咽上起颅底,下至环状软骨下缘平面(约平第6颈椎),成人全长12 cm,自上而下可分为上、中、下 3个部分,即鼻咽、口咽及喉咽。

560. 咽的生理功能有哪些？

答：
咽的生理功能包括呼吸功能、吞咽功能、言语形成功能、防御和保护功能、调节中耳气压功能、扁桃体的免疫功能。

561. 腺样体生理性增生的好发年龄段是多少？

答：
腺样体亦称咽扁桃体，位于鼻咽顶后壁中线处。儿童腺样体常有生理性增生，6～7岁最为显著，10岁以后逐渐退化。腺样体疾病主要是指急性腺样体炎和腺样体肥大，常见于儿童。

562. 何谓阻塞性睡眠呼吸暂停低通气综合征？

答：
阻塞性睡眠呼吸暂停低通气综合征是指睡眠时上气道塌陷堵塞引起的呼吸暂停和（或）低通气，伴有打鼾、睡眠结构紊乱，频繁发生血氧饱和度下降、白天嗜睡、注意力不集中等病症，并可导致多器官、多系统损害，如高血压、冠心病、糖尿病。具体指成人于睡眠时间内，口鼻呼吸气流均消失，每次呼吸暂停时间至少10 s；或睡眠过程中口鼻气流强度较基础水平降低≥30%，并伴动脉血氧饱和度下降≥4%，持续时间至少10 s；或呼吸暂停低通气指数（AHI），即每小时睡眠中呼吸暂停和低通气的平均次数≥5。

563. 睡眠呼吸暂停低通气综合征与哪些因素有关？

答：
①上气道解剖结构异常或病变；②上气道扩张肌张力异常；③呼吸中枢调节异常；④全身因素或疾病：肥胖、妊娠、甲状腺功能减退、糖尿病、饮酒、镇静催眠药的使用等。

564. 扁桃体切除术后什么时候可以正常进食？

答：

扁桃体切除术后 4～6 h 伤口开始生长白膜，24 h 后覆盖两侧扁桃体窝，7～10 天白膜逐渐脱落。白膜由术后周围组织渗出的血浆、纤维素、坏死组织等组成，类似于皮肤受伤后形成的血痂，双侧扁桃体窝都覆盖了白色的伪膜，起到一定的保护伤口作用。所以，白膜脱落后（术后 7～10 天），术区呈淡粉色时就可以正常进食。

565. 扁桃体切除术后的正确体位是什么？

答：

局麻和全麻清醒后采用半坐卧位，全麻者未清醒前采用平卧位，头偏向一侧或侧俯卧位，防止因血液及分泌物误吸而堵塞气道。

566. 喉是什么？

答：

喉是重要的发音器官，也是呼吸的重要通道，上通喉咽，下连气管。喉位于颈前正中、舌骨之下，上端是会厌上缘，下端是环状软骨下缘。成人喉的位置相当于第 3～5 颈椎平面，女性及儿童喉的位置较男性稍高。喉由喉软骨、肌肉、韧带、纤维结缔组织和黏膜等构成。

567. 喉软骨的组成是什么？

答：

喉软骨构成喉的支架，由会厌软骨、甲状软骨、环状软骨、杓状软骨、小角软骨及楔状软骨组成。

568. 喉的生理功能有哪些？

答：

喉的生理功能包括呼吸功能、发声功能、保护功能和屏气功能。

569. 环甲膜穿刺的解剖位置在哪里？

答：

环状软骨弓上缘与甲状软骨下缘有环甲膜，环甲膜中央为环甲膜穿刺处。

570. 喉阻塞是什么？

答：

喉阻塞又称喉梗阻，因喉部或其邻近组织的病变，使喉部通道发生狭窄或阻塞，从而引起呼吸困难。喉阻塞为耳鼻咽喉科的常见急症，若不进行紧急处理，可引起窒息进而死亡。

571. 喉癌的临床表现有哪些？

答：

喉癌的主要临床表现是声音嘶哑、呼吸困难、咳嗽、吞咽困难及颈淋巴结转移。

572. 急性会厌炎为什么会出现呼吸困难？

答：

因为会厌分为舌面和喉面，舌面及其侧缘的黏膜较疏松，感染时高度充血、肿胀，可使其增厚到正常的 6～7 倍，严重时会厌呈球形，阻塞呼吸道，进而出现呼吸困难。

573. 小儿急性喉炎发生呼吸困难的原因有哪些？

答：

①小儿喉腔狭小，黏膜一旦肿胀就容易致声门裂阻塞；②喉软骨柔软，黏膜与黏膜下层附着不紧密，炎症时肿胀较显著；③喉黏膜下淋巴组织及腺体丰富，容易发生黏膜下浸润而使喉腔变窄；④小儿咳嗽功能较差，气管及喉部分泌物不易排出；⑤小儿对感染的抵抗力及免疫力不如成人，故炎症反应较重；⑥小儿神经系统较不稳定，容易发生喉痉挛。

574. 支配喉的神经有哪两条？损伤后出现的症状有哪些？

答：

支配喉的神经有喉上神经、喉返神经，两者均为迷走神经的分支。损伤后出现的症状：①喉上神经损伤：损伤外支引起声带松弛，音调降低；损伤内支引起喉黏膜感觉丧失，进食时，特别是饮水时发生呛咳、误咽。②喉返神经损伤：出现不同程度的声音嘶哑或失声。双侧喉返神经损伤会导致双侧声带麻痹，引起失音或严重呼吸困难。

575. 喉梗阻患者出现呼吸困难临床分为几度？其临床表现是什么？

答：

喉梗阻呼吸困难临床分为4度。Ⅰ度：安静时无呼吸困难，无吸气性喉喘鸣及胸廓软组织凹陷。活动或哭闹时有轻度吸气性呼吸困难，稍有吸气性喉喘鸣及胸廓软组织凹陷。Ⅱ度：安静时有轻度吸气性呼吸困难、吸气性喉喘鸣及胸廓软组织凹陷，活动时加重，但不影响睡眠和进食，无烦躁不安等缺氧症状。脉搏正常。Ⅲ度：安静时有明显的吸气性呼吸困难，喉喘鸣声较响，四凹征明显，出现缺氧症状，如烦躁不安，不易入睡，不愿进食，脉搏加快。Ⅳ度：极度呼吸困难，坐卧不安，手足乱动，出冷汗，面色苍白或发绀，定向力丧失，心律不齐，脉搏细速，大小便失禁。若抢救不及时，可窒息、死亡。

576. 气管切开术后引起皮下气肿的原因是什么？如何观察？

答：

气管切开术后引起皮下气肿的原因是：①气管切开时局部软组织分离过多；②气管切口过长，空气自切口进入皮下组织；③套管太短，易从气管切口脱出，气体即进入软组织；④切开气管或插入套管后，引起剧烈咳嗽，易促使皮下气肿形成；⑤皮肤切口缝合过紧。观察患者在气管切开后呼吸困难有无改善，并用手触摸套管周围皮肤，感觉有无"捻发音"。

577. 气管切开术后并发症有哪些？

答：

气管切开术后并发症有伤口出血、套管脱出、皮下气肿、纵隔气肿及气胸、急性肺水肿、肺部并发症、呼吸骤停、气管瘘管、气管食管瘘、拔管困难、喉气管狭窄等。

578. 何谓食管的4处生理狭窄？

答：

第1处狭窄是食管入口处，距上切牙16 cm，是食管最狭窄处，异物最易嵌顿于此。第2处狭窄是主动脉弓压迫食管左侧壁处，第4胸椎水平。第3处狭窄是左侧主支气管压迫食管前壁处，第5胸椎水平。第4处狭窄是食管通过横膈裂孔处，第10胸椎水平，距上切牙40 cm。

579. 口腔的生理功能有哪些？

答：

口腔为消化道的起始部分，具有咀嚼、吮吸、言语、感觉和吞咽等重要的生理功能。

580. 牙齿的正常形态结构是什么样的？

答：

牙齿的外部形态是由牙冠、牙根和牙颈3个部分组成的，内部由牙釉质、牙本质、牙骨质和牙髓3种硬组织及1种软组织构成。

581. 牙齿是如何分类的？

答：

牙的分类有两种方式。一种是根据牙齿的形态、功能，分为切牙、尖牙、前磨牙、磨牙；另一种是根据牙齿的存留时间，分为恒牙、乳牙。

582. 牙齿的生理功能有哪些？

答：

牙齿的生理功能有咀嚼、发音和语言，以及保持面部的正常形态。

583. 牙齿萌出分哪几个牙列阶段？

答：

根据儿童时期乳牙、恒牙的替换过程，临床常分 3 个牙列阶段。①乳牙列阶段：6 个月～6 岁，第一颗乳牙萌出至第一颗恒牙萌出前，口内只有乳牙；②混合牙列阶段：6～12 岁，第一颗恒牙萌出至最后一颗乳牙脱落前，口内既有乳牙，又有恒牙；③恒牙列阶段：12 岁以后，最后一颗乳牙脱落后，口内仅有恒牙。

584. 何谓龋病？

答：

龋病是一种以细菌为主要病原体，在多种因素作用下，导致牙齿硬组织慢性、进行性破坏的疾病。

585. 何谓龋病病因的四联因素？

答：

细菌、宿主、食物、时间。

586. 何谓浅龋？

答：

发生在牙釉质或根面牙骨质的龋齿称为浅龋，一般无自觉症状。

587. 何谓中龋？

答：

发生在牙本质浅层的龋齿，可对冷、热、酸、甜敏感。

588. 何谓深龋？

答：

发生在牙本质深层的龋齿，有明显的龋洞和明显地对冷、热、酸、甜敏感，没有自发痛。

589. 何谓窝沟封闭？

答：

窝沟封闭又称点隙裂沟封闭，是指不损伤牙组织，用一种树脂粘接材料涂布牙冠𬌗面、颊舌面点隙裂沟，目的是阻止致龋菌、产酸菌及酸性产物对牙体的侵蚀，以达到早期有效地防止龋病发生的有效方法。

590. 窝沟封闭的最佳时间是什么时候？

答：

乳牙在3～4岁、第一恒磨牙在6～7岁、第二恒磨牙在11～13岁为最适宜的窝沟封闭时间。

591. 牙髓炎的分类是什么？

答：

牙髓炎分为急性牙髓炎、慢性牙髓炎、逆行性牙髓炎3类。

592. 急性牙髓炎疼痛的特点有哪些？

答：

①自发性阵发性痛；②夜间痛；③温度刺激加剧疼痛；④疼痛不能自行定位。

593. 何谓逆行性牙髓炎？

答：

感染通过牙周袋内的侧支根管开口或根尖孔引起的牙髓炎症，称为逆行性牙髓炎。

594. 何谓根尖周病?

答:
根尖周病是指发生于根尖周围组织的炎症性疾病,又称根尖周炎,多为牙髓病的继发病。

595. 何谓牙本质过敏症?

答:
牙本质过敏症又称牙本质敏感症,是指牙齿上暴露的牙本质部分受到机械、化学或温度刺激时,产生一种特殊的酸、"软"、疼痛的症状。

596. 何谓楔状缺损?

答:
楔状缺损是指牙齿的牙颈部的硬组织在某些因素的长期作用下逐渐丧失,形成由两个光滑斜面组成的楔形缺损。

597. 何谓阻生齿?

答:
阻生齿是指牙齿在萌出的路径上,由于机械(物理)性的屏障阻碍,导致牙部分或者完全不能萌出。上下颌第三磨牙和上颌尖牙是最常见的阻生齿。

598. 何谓埋伏牙?

答:
埋伏牙是指牙齿萌出期已过而仍在颌骨组织中未能萌出的牙齿,通常是由于缺乏萌出力所致。

599. 拔牙后的注意事项有哪些?

答:
拔牙后24 h内不能刷牙或漱口;拔牙当日应进软食,食物不宜过热;避免患侧咀嚼食物，勿用舌头舔伤口，更不可反复吮吸。这样做的目的是尽快止血，防止拔牙术后出血。

600. 何谓智齿冠周炎？

答：

智齿冠周炎是指智齿在萌出过程中、萌出不全以及阻生时，牙冠周围软组织发生的炎症，临床中以下颌智齿冠周炎多见。

601. 何谓牙酸蚀症？

答：

牙酸蚀症是指牙齿受酸侵蚀，硬组织发生进行性丧失的一种疾病，又称牙侵蚀症。

602. 何谓面部"危险三角区"？

答：

鼻唇部静脉常无瓣膜，致使在鼻根至两侧口角区域内发生的感染易向颅内扩散，该区域被称为面部"危险三角区"。

603. 何谓颞下颌关节紊乱病？

答：

颞下颌关节紊乱病是指累及颞下颌关节和（或）咀嚼肌，具有一些共同症状（如疼痛、弹响、张口受限等）的许多临床问题的总称。

604. 何谓氟斑牙？

答：

是牙齿发育钙化时期，长期过量摄入氟引起的釉质矿化不良或发育不全，是慢性氟中毒的主要症状之一，也是地方性氟中毒的早期表现，是最敏感的指标。

605. 正常的牙周组织由哪几部分组成？

答：
由牙龈、牙周膜、牙槽骨和牙骨质组成。

606. 何谓牙石？

答：
牙石是沉积在牙面或修复体上的已钙化的或正在钙化的菌斑及沉积物，由唾液或龈沟液中的矿物质盐逐渐沉淀而成。

607. 何谓牙菌斑？

答：
牙菌斑是附着在牙表面的膜样物质，即牙表面生物膜，含有微生物（菌斑容量的60%~70%）、基质和水。细菌是牙菌斑微生物中的主体，基质主要由细菌分泌的多糖组成。

608. 机械法控制菌斑的方法有哪些？

答：
刷牙、牙线、牙签、牙间隙刷。

609. 何谓巴斯（Bass）刷牙法？

答：
刷毛以45°指向根方，放在龈牙交界部位，轻加压使部分刷毛进入龈沟和邻间隙。以轻柔的压力将牙刷头在原来做近、远中方向的颤动4~5次。在颌面，刷毛垂直于牙面略施力，使毛尖达到点隙窝沟，做前后方向颤动4~5次。刷上下前牙的舌面时，将牙刷头竖起，用刷头的后部接触龈缘处的牙面，做上下的颤动。

610. 如何正确使用牙线?

答:

使用牙线时,一般取长 15～20 cm 的一段牙线,两端并拢打结,形成一个线圈,用双手的示指和拇指将线圈绷紧,两指间距离 1～1.5 cm。牙线轻轻通过两牙接触点,进入龈沟内,包绕邻面,由龈沟向切方移动,以清除菌斑。

611. 何谓龈上洁治术? 何谓龈下刮治术?

答:

①龈上洁治术:是用洁治器械除去龈上牙石、菌斑和牙面上沉积的色素,并抛光牙面。在洁治时还应将龈沟内与龈上牙石相连的龈下牙石一并清除。②龈下刮治术:用龈下刮治器械除去附着于牙周袋内根面上的龈下牙石和菌斑。

612. 口腔修复常见的疾病有哪些?

答:

①牙体缺损:是指牙体硬组织不同程度的质地和生理解剖外形的损坏或异常;②牙列缺损:是指上、下颌牙列内的不同部位有不同数目的牙列缺失,牙列内同时有不同数目的天然牙存在;③牙列缺失:是指整个牙弓上不存留任何天然牙或牙根,又称无牙颌。

613. 何谓固定义齿?

答:

固定义齿是利用缺牙间隙相邻两侧或一侧的天然牙或牙根作为基牙,通过其上的固位体将义齿黏固于天然牙上,患者不能自行取戴,故称为固定义齿,也称为固定桥。

614. 何谓可摘局部义齿?

答:

可摘局部义齿是利用天然牙与黏膜作为支持,通过固位体卡环和基托将义齿固定在牙列内,患者可以自行取戴,故称为可摘局部义齿,又称为活动性义齿。

615. 何谓种植义齿？

答：

种植义齿是在口腔缺牙区的牙槽骨内植入种植体（人工牙根），待种植体与牙槽骨形成骨结合后，再在其上端制作最终修复体，完成种植修复。

616. 种植义齿较常规义齿具有哪些优点？

答：

与常规义齿相比，种植义齿具有以下优点：①支持、固位和稳定功能较好；②避免了常规固定基牙预备引起的牙体组织损伤；③义齿无基托或基托面积较小，具有良好的舒适度。

617. 何谓错𬌗畸形？

答：

错𬌗畸形是指儿童在生长发育过程中，由先天的遗传因素或后天的环境因素，如疾病、口腔不良习惯、替牙异常等导致的牙齿、颌骨、颅面的畸形，如牙齿排列不齐、上下牙弓间的𬌗面关系异常、颌骨大小形态位置异常等。

618. 哪些口腔不良习惯可以引起错𬌗畸形？

答：

①吮指习惯；②舌习惯（包括伸舌、舔牙及吐舌）；③唇习惯（咬下唇，咬上唇）；④偏侧咀嚼习惯；⑤咬物习惯；⑥睡眠习惯。

619. 皮肤的组成包括哪些？

答：

皮肤由表皮、真皮、皮下组织3个部分组成。

620. 皮肤的生理功能有哪些？

答：
皮肤的主要生理功能有屏障功能、吸收功能、感觉功能、分泌和排泄功能、体温调节功能、代谢功能、免疫功能。

621. 成人患者在正常和角质层完全丧失情况下，每日经皮肤丢失的水分分别是多少？

答：
正常情况下，成人每天经皮肤丢失的水分为 240～480 ml（不显性出汗），但如果角质层完全丧失，每天经皮丢失的水分将增加 10 倍以上。

622. 影响外用药吸收的因素有哪些？

答：
影响外用药吸收的因素有皮肤角质层厚度、药物分子量大小、药物浓度、用药时间长短以及外用药物基质类型。

623. 大面积、长时间外用糖皮质激素可能出现哪些皮肤不良反应？

答：
可引起局部皮肤萎缩、毛细血管扩张、紫癜、多毛、毛囊炎、色素异常，还可增加一些致病微生物感染的机会。

624. 药疹的治疗原则有哪些？

答：
首先停用致敏药物，包括可疑致敏药物，慎用结构近似的药物，避免交叉过敏，多饮水或静脉输液加速药物的排出，尽快消除药物反应，预防和及时治疗并发症。

625. 手术室区域按照洁净程度如何分区？

答：

洁净区、准洁净区、非洁净区。

626. 常见的皮肤、黏膜消毒剂有哪些？

答：

①碘类消毒剂：0.5%～1%聚维酮碘（碘伏）、2%～3%碘酊；②醇类消毒剂：75%医用酒精；③胍类：0.1%～0.5%氯己定（洗必泰）；④过氧化氢类：3%过氧化氢溶液。

627. 何谓无菌技术？

答：

医疗、护理操作中，防止一切微生物侵入人体和防止无菌物品、无菌区域被污染的操作技术。

628. 何谓手卫生？

答：

为医务人员洗手、卫生手消毒和外科手消毒的总称。

629. 何谓常居菌？

答：

能从大部分人体皮肤上分离出来的微生物，是皮肤上持久的固有寄居菌，不易被机械摩擦清除。如凝固酶阴性葡萄球菌、棒状杆菌类、丙酸菌属、不动杆菌属等。一般情况下不致病，在一定条件下能引起导管相关感染和手术部位感染等。

630. 何谓暂居菌？

答：

寄居在皮肤表层，常规洗手容易被清除的微生物。直接接触患者或被污染物体表面时可获得，可通过手传播，与医院感染密切相关。

631. 何谓外科手消毒？

答：

外科手术前医务人员用流动水和洗手液洗手，再用手消毒剂清除或者杀灭手部暂居菌和减少常居菌的过程。

632. 手术切口如何分类？

答：

Ⅰ类（清洁）切口，Ⅱ类（清洁～污染）切口，Ⅲ类（污染）切口，Ⅳ类（污秽～感染）切口。

633. 手术室温度和相对湿度应在什么范围？

答：

温度保持在 21～25 ℃，相对湿度为 30%～60%。

634. 何谓无菌物品？

答：

经过物理或化学方法灭菌后，未被污染的物品。

635. 无菌物品有哪些储存要求？

答：

灭菌后物品应分类、分架存放在无菌物品存放区。一次性无菌物品应去除外包装后，进入无菌物品存放区。物品存放架或存放柜应距地面高度 20～25 cm，距离天花板 50 cm，距离墙面 5～10 cm。物品应固定放置，设置标识；接触无菌物品前应洗手或手消毒。

636. 无菌物品储存的有效期是多少？

答：

普通棉布材料双层包装的无菌物品，有效期宜为 14 天，未达到环境标准时，有效期宜为 7 天；医用皱纹纸双层包装、医用无纺布双层包装、一次性纸塑袋包装的无菌物品，有效期宜为 180 天；硬质容器包装的无菌物品，有效期宜为 180 天。

637. 压力蒸汽灭菌四类指示卡灭菌前、后的颜色如何变化？

答：

灭菌前白色/米黄色，灭菌后黑色。

638. 过氧化氢低温等离子灭菌指示卡灭菌前、后的颜色如何变化？

答：

灭菌前红色，灭菌后黄色。

639. 手术区皮肤消毒的范围为何？

答：

消毒范围原则上应超过手术切口周围 15 cm 的区域。

640. 医疗废物的分类包括哪些？

答：

（1）感染性废物：携带病原微生物，具有引发感染性疾病传播危险的医疗废物。

（2）病理性废物：诊疗过程中产生的人体废物和医学实验动物尸体等。

（3）化学性废物：具有毒性、腐蚀性、易燃易爆性的废弃的化学物品。

（4）损伤性废物：能够刺伤或者割伤人体的废弃医用锐器。

641. 何谓低体温？

答：

指核心体温＜36℃即定义为低体温，是最常见的手术综合并发症之一。

642. 手卫生消毒效果监测的采样时间为何？

答：

执行手卫生后，在接触患者或从事医疗诊疗活动前采样；每季度一次，当怀疑医院感染暴发与医务人员手卫生有关时，应及时进行监测。

643. 环境表面清洁质量审核方法包括哪些？

答：

包括目测法、化学法和微生物法，其中化学法又分为荧光标记法、荧光粉迹法、ATP法。

644. 常见的低温灭菌方法包括哪些？

答：

①环氧乙烷气体灭菌；②过氧化氢低温等离子灭菌；③过氧乙酸灭菌；④低温甲醛蒸汽灭菌。

645. 休克的临床表现有哪些？

答：

(1) 意识模糊、焦虑、烦躁或甚至昏迷。

(2) 皮肤苍白、湿冷、发绀。

(3) 休克初期心率加快，随着休克进展，脉搏可变得细弱或无法触及。

(4) 血压下降。

(5) 呼吸急促或浅快。

(6) 尿量减少或无尿。

(7) 末梢循环差、冰冷，脉搏可能减弱或消失。

(8) 可能对疼痛刺激反应迟钝或无反应。

646. 晕厥常见的种类有哪些?

答:

(1) 心源性晕厥:心脏短暂停搏或虽未停搏但心输出量瞬时急骤减少引起。

(2) 脑源性晕厥:脑部本身的血管或主要供应脑部血液的血管突然发生循环障碍。

(3) 反射性晕厥:由于调节血压、心率的神经反射弧功能障碍导致。

(4) 其他:代谢性、窒息性、低血容量性晕厥。

647. 抽搐发作时应做哪些处理?

答:

(1) 保持安静,禁止一切不必要的刺激。

(2) 用纱布包裹压舌板,放在上下磨牙之间,以防止咬伤舌头,及时清除分泌物,保持呼吸道通畅。

(3) 头偏向一侧,防止呕吐物、分泌物误吸。

(4) 严重者给氧,以减少缺氧对脑细胞造成的损害。

(5) 避免强行控制患者的动作或限制四肢,可在头下放置软垫,以防头部受伤。

648. 急腹症患者护理中的"四禁"包括什么?

答:

禁食禁水,禁用镇痛药,禁止热敷,禁用泻药和灌肠。

649. 急腹症患者为什么禁食禁水?

答:

为了防止加重胃肠道负担和避免在需要手术治疗时发生麻醉并发症,如呕吐和吸入性肺炎。

650. 急腹症患者为什么禁用镇痛药？

答：

避免掩盖病情的真实性和严重性，以免延误正确的诊断和及时的治疗。

651. 急腹症患者为什么禁用泻药和灌肠？

答：

灌肠可能刺激肠道，增加肠道损伤或穿孔的风险，尤其在肠梗阻或肠穿孔的情况下应当避免。

652. 多发伤的定义是什么？

答：

多发伤是指在事故发生时，同一致伤因素可使人体同时或相继两个以上的解剖部位或脏器受到较严重损伤，且至少有一处损伤是危及生命的。

653. 中暑时降温的措施都有哪些？

答：

（1）调节室温为 20～25 ℃。

（2）冰袋冷敷，或者 30%～50% 乙醇擦浴，或者使用冰毯仪、血管内热交换导管体温控制仪等体温调节仪。

（3）5%～10% 葡萄糖氯化钠注射液 500～1000 ml 鼻饲，4～10 ℃ 生理盐水 500～1000 ml 灌肠或者静脉输液。

（4）氟美松 5～10 mg 静注，冬眠一号（异丙嗪、氯丙嗪、哌替啶）1/3～1/2 肌内注射。

（5）纳洛酮 0.8～1.2 mg 静脉注射。

654. 急性中毒抢救原则是什么？

答：

（1）明确毒物种类和进入量，以便及时正确地给予特异性解毒剂。

（2）纠正致死性症状，确保生命体征稳定。

（3）清除毒源，给予彻底洗胃或者血液灌流；使用解毒药和拮抗药。

（4）支持和对症治疗，预防并发症。

655. 急性中毒时如何清除未吸收的毒物？

答：

（1）尽快离开有毒区：转移到空气新鲜地方，解开衣扣、裤带，保持呼吸道通畅。

（2）彻底清除体表毒物：脱掉染毒的衣物，肥皂水和清水大量清洗体表、毛发、甲缝、眼睛内的毒物，禁用热水。

（3）清除进入胃肠道内的毒物：尽快催吐、洗胃或者导泻。

656. 常见的可引起瞳孔缩小和散大的化学药物分别是什么？

答：

瞳孔缩小：有机磷、吗啡；瞳孔散大：阿托品、莨菪碱类。

657. 镇静催眠药中毒的临床表现有哪些？

答：

（1）轻度中毒：嗜睡，但可唤醒，有判断力和定向障碍。

（2）中度中毒：浅昏迷，呼吸浅慢，血压正常，腱反射消失，角膜反射、咽反射存在。

（3）重度中毒：深昏迷，出现呼吸、循环衰竭，血压下降，腱反射亢进，各种反射消失。

658. 什么是破伤风？

答：

破伤风（tetanus）是破伤风梭菌经由皮肤或黏膜伤口侵入人体，在缺氧环境下生长繁殖并产生毒素，破伤风毒素主要侵袭神经系统中的运动神经元，引起肌痉挛的一种特异性感染。

659. 如何获得对破伤风的免疫？

答：

预防破伤风的措施包括正确处理伤口、注射破伤风类毒素主动免疫，以及在伤后采用被动免疫预防发病。预防措施主要有：①注射破伤风类毒素，进行主动免疫；②注射破伤风抗毒血清（TAT）进行被动免疫。

660. 什么是海姆利希手法？

答：

海姆利希手法（Heimlich maneuver）是一种急救技术，用于帮助清除因异物阻塞气道而无法呼吸的患者的气道。这种方法通过施加腹部压力，以推动异物从气道排出，恢复呼吸。

661. 何谓心脏骤停？

答：

心脏骤停是指心脏有效射血功能的突然终止，是心脏性猝死的最主要原因。

662. 心脏骤停包含什么？

答：

包含心室颤动、无脉性室性心动过速、无脉性电活动、心脏停搏。

663. 心脏骤停的临床表现是什么？

答：

（1）意识突然丧失，可伴有全身短暂性抽搐和大小便失禁，随即全身松软。

（2）大动脉搏动消失，触摸不到颈动脉搏动。

（3）呼吸停止或先呈叹息样呼吸，继而停止。

（4）面色苍白或青紫。

（5）双侧瞳孔散大。

664. 基础生命支持分为哪些步骤？

答：

基础生命支持（basic life support，BLS）又称初级心肺复苏，基本程序按照 C—A—B 的顺序，分别为胸外按压（C：circulation）、开放气道（A：airway）、人工通气（B：breathing）。

665. 成人胸外按压的位置、频率、深度及与呼吸的比例是什么？

答：

（1）胸外按压的位置：两乳头连线中点或胸骨中下段 1/3 交界处。
（2）按压频率 100～120 次/分，15～18 s 完成 30 次按压。
（3）按压深度：至少为 5 cm，但不超过 6 cm，每次按压后，让胸廓完全回弹。
（4）按压与呼吸的比例为 30∶2。

666. 电除颤有哪几种方式？

答：

根据发放脉冲是否与心电图的 R 波同步，分为同步电除颤和非同步电除颤。

667. 同步电除颤有哪些适应证？

答：

适用于室上性心动过速、心房颤动、心房扑动。

668. 非同步电除颤有哪些适应证？

答：

非同步电除颤适用于心室颤动、心室扑动、无脉性室性心动过速。

669. 电除颤时电极板放置的位置是哪里？

答：

电除颤时，电极板 A（apex）放在左腋中线第 5 肋间（心尖部），电极板 S

（sternum）放在右锁骨中线第 2 肋间（心底部）。

670. 电除颤时两个电极板之间的距离是多少？

答：
相距不小于 10 cm。

671. 电除颤时应施加多少压力？

答：
每个电极板上应施加大于 10 kg 的压力，阻抗指示灯在绿区。

672. 右胸部有永久起搏器的患者应怎样摆放除颤电极板？

答：
前后位摆放除颤电极板。电极板 S（sternum）放在心脏后面、右肩胛下角区，电极板 A（apex）放在心前区左侧心尖部，应避开起搏器部位至少 10 cm。

673. 简易呼吸器由哪几部分组成？

答：
四大部分，即面罩、球囊、储氧袋、氧气连接管。

674. 简易呼吸器的 6 个阀是指哪些？

答：
单向阀（鸭嘴阀），进气阀，呼气阀，压力安全阀，氧气储气阀，储氧安全阀。

675. 使用简易呼吸器面罩时应采用什么手法？

答：
使用面罩时应采取"三 C"或"EC"手法。

676. 简易呼吸器压力安全阀的作用是什么？

答：

压力安全阀是一种用于保护气道通气系统的装置，使送气压力自动调整在安全范围（40~60 cmH$_2$O），>60 cmH$_2$O 时压力安全阀会自动打开，释放多余的气体，以避免压力过高而导致气道损伤。

677. 如何触诊颈动脉搏动？

答：

操作者示指和中指指尖触及患者气管正中部（相当于喉结的部位），向侧下方滑动 2~3 cm，至胸锁乳突肌前缘凹陷处，判断时间应为 5~10 s，检查有无颈动脉搏动。

678. 开放气道的方法有哪些？

答：

（1）压额举颏法：抢救者将一手掌小鱼际置于患者前额，下压使其头部后仰，另一手的示指和中指置于靠近颏部的下颌骨下方，将颏部向前抬起，帮助头部后仰。

（2）压额抬颈法：患者仰卧，抢救者一手抬起患者颈部，另一手以小鱼际侧下压患者前额，使其头后仰。

（3）双手托颌法：患者平卧，抢救者双手四指放在患者下颌角，向上或向后方提起下颌，头保持正中位，注意不能使头后仰。

679. 对怀疑颈椎损伤或有颈椎损伤的患者开放气道时应使用什么方法？

答：

双手托颌法，以减少颈部和脊椎移动。

680. 环甲膜穿刺术的适应证是什么？

答：

环甲膜穿刺术的适应证包括：①急性上呼吸道梗阻；②喉源性呼吸困难（如急性喉炎、急性会厌炎、喉头严重水肿等）；③头面部严重外伤；④气管插管有禁忌或病情紧急而需快速开放气道时。

681. 环甲膜穿刺术的位置在哪里？

答：

环状软骨与甲状软骨之间正中凹陷处，即环甲膜。

682. 心肺复苏时用药途径有哪些？

答：

①静脉注射；②骨髓腔注射；③气管内给药；④心内注射（仅在开胸或其他给药方法失败或困难时才考虑应用）。

683. 心肺复苏的有效指征包括哪些？

答：

①有自主呼吸出现；②有颈动脉搏动，上肢收缩压维持在 60 mmHg 以上；③瞳孔缩小，出现对光反射；④刺激眼睑有反应；⑤发绀减轻，颜面、口唇、甲床及皮肤色泽转红润，肢体转温。

684. 严重的呼吸困难有何表现？

答：

呼吸困难是指患者主观上感觉"空气不足"或"呼吸费力"，客观上表现为呼吸运动用力，严重时可出现张口呼吸、鼻翼扇动、端坐呼吸，甚至发绀、辅助呼吸肌参与呼吸运动，并且可伴有呼吸频率、深度、节律的改变。

685. 气道梗阻可出现哪些症状?

答:

气道梗阻最主要的症状包括呼吸急促、呼吸费力、喘息等呼吸困难症状和全身皮肤发绀,随着病情发展可出现三凹征,即呼吸时胸骨上窝、锁骨上窝、肋间隙凹陷。严重者逐渐出现窒息、昏迷等症状。

686. 使用口咽通气道的主要适应证包括哪些?

答:

①有自主呼吸的昏迷患者;②舌后坠致呼吸道梗阻、气道分泌物多需吸引、抽搐时防舌咬伤;③经口气管插管,必要时可作为牙垫使用。

687. 使用口咽通气道的并发症有哪些?

答:

气道阻塞、呕吐和误吸、悬雍垂损伤、门齿折断、咽部出血、窒息、烦躁不安、应激性反应、血压升高和心率增快、感染风险。

688. 何谓人工气道?

答:

人工气道(artificial airway)是指运用各种辅助设备及特殊技术在生理气道与空气或其他气源之间建立的有效连接,以保证气道通畅、维持有效通气。

689. 气管插管的目的是什么?

答:

①维持呼吸道通畅;②保护气道;③机械通气;④手术麻醉;⑤呼吸道管理;⑥监测和评估。

690. 气管插管过程中可能出现的并发症包括哪些？

答：

（1）呼吸道损伤：牙齿和口腔损伤，喉头水肿，支气管痉挛。

（2）心律失常或心脏骤停。

（3）误吸。

（4）气管导管位置不当：导管置入太深或太浅，导致单侧肺不张或呼吸道梗阻。

（5）气管导管堵塞。

691. 气管插管置入的正确位置在哪里？

答：

气管插管的正确位置是气管导管顶端距气管隆嵴大约 2 cm。

692. 临床如何判断气管插管插入位置？

答：

连接简易呼吸器通气，观察胸廓有无起伏，同时听诊两肺呼吸音是否对称。

693. 气管插管气囊的作用是什么？

答：

①固定导管；②封闭气道；③预防误吸。

694. 气管插管气囊压力应为多少？

答：

气管插管气囊压力应维持在 25～30 cmH_2O。

695. 气管插管气囊充气过多会对患者造成什么不良影响？

答：

①气囊过高会影响气道黏膜供血，导致气管黏膜缺血性损伤甚至坏死，严重

时可发生气管食管瘘；②患者不适感增加。

696. 气管插管气囊充气不足会对患者造成什么不良影响？

答：
①导致微误吸，套囊上的滞留物为呼吸机相关性肺炎病原菌的重要来源；②导致气道漏气，降低机械通气质量，影响临床治疗效果。

697. 气管插管拔除后出现喉头水肿的主要原因是什么？

答：
与气管插管的压迫和气管插管过程中组织损伤所致局部缺血有关，常表现为声门水肿和喉部溃疡。

698. 气管插管拔除后出现喉头水肿应如何处理？

答：
应充分开放气道，防止喉头水肿所致的缺氧。静脉注射地塞米松、氢化可的松等糖皮质激素类药物；局部应用雾化吸入肾上腺素等血管收缩药物。如果出现严重的喉头水肿，激素治疗无效者，应紧急再次重置气管插管，待病情稳定后行气管切开术。

699. 机械通气的目的是什么？

答：
改善通气功能；改善换气功能；减少呼吸功耗。

700. 呼吸机出现高压报警的常见原因有哪些？

答：
（1）呼吸道分泌物过多。
（2）呼吸机管道内积水过多。
（3）呼吸机管道及人工气道受压、打折、堵塞。
（4）气道痉挛或由病情变化引发（气胸、支气管痉挛、肺水肿等）。

（5）人机对抗及呛咳。

（6）呼吸机报警限设置不合理或呼吸机吸气阀或呼气阀故障。

701. 呼吸机出现低压报警的常见原因有哪些？

答：

（1）气囊漏气、充气不足或破裂。

（2）呼吸机管路破裂、脱开或接口松动漏气。

（3）患者通气量不足。

（4）报警限设置不合理。

702. 患者需要进行吸痰的临床表现有哪些？

答：

（1）患者血氧饱和度下降、潮气量下降或气道峰压升高。

（2）人工气道出现可见的痰液。

（3）呼吸机流速和（或）压力波形出现锯齿样，排除管路积水和（或）抖动等引起时。

703. 有效吸痰的指征是什么？

答：

呼吸音改善，气道峰压降低，潮气量增加，SpO_2 或 SaO_2 改善。

704. 吸痰方式有哪些？

答：

经口腔或鼻腔吸痰法、人工气道吸痰法（开放式吸痰、封闭式吸痰）、经纤维支气管镜吸痰法。

705. 如何正确地叩背排痰？

答：

（1）在整个呼吸周期进行。

(2) 手呈空掌，利用手腕的力量从肺底由下向上、由外向内有节律地拍击所需引流部位的胸壁，婴儿可用 3 个手指形成杯状配合进行。

(3) 拍打频率是儿童和成人大约 60 次/分，婴儿大约 40 次/分。

706. 胸部物理治疗的禁忌证有哪些？

答：
肋骨损伤，严重的支气管痉挛或哮喘发作，肺脓疮或气胸无胸腔引流，高颅内压，不稳定的血流动力学情况，肺出血或凝血障碍，异物吸入或严重呼吸困难。

707. pH 7.30、HCO_3^- 15 mmol/L、$PaCO_2$ 29 mmHg 是何种酸碱平衡失调？

答：
代谢性酸中毒伴呼吸性碱中毒。

708. pH 7.31、HCO_3^- 32 mmol/L、$PaCO_2$ 60 mmHg 是何种酸碱平衡失调？

答：
呼吸性酸中毒伴代谢性碱中毒。

709. 为得到良好的动脉血气分析结果，有哪些注意事项？

答：
①采血后 30 min 内应上机检测；②确保标本合理抗凝；③避免标本稀释；④减少气体对指标的影响；⑤避免溶血；⑥避免误采静脉血。

710. 经皮血氧饱和度（SpO_2）监测的目的是什么？

答：
及时发现患者出现的低氧血症，指导机械通气患者呼吸模式选择和参数调节。

711. SpO_2 测量的影响因素有哪些?

答:

监测位置血流量不足,外来光线过强,不正常血红素过多,肤色差异,重度贫血,监测部位经常移动或不正常脉动。

712. 俯卧位通气技术的禁忌证有哪些?

答:

严重血流动力学不稳定;颅内压增高;急性出血性疾病;颈椎、脊柱损伤需要固定;近期腹部手术后需限制体位或腹腔高压;骨科术后限制体位;颜面部创伤术后;妊娠等。

713. 俯卧位通气技术的并发症有哪些?

答:

(1) 血流动力学不稳定。
(2) 气管插管堵塞或意外脱管。
(3) 静脉管路、各种引流管压迫、扭曲、脱出。
(4) 头部受压损伤、颜面部水肿、压力性损伤。
(5) 误吸或窒息。
(6) 少数患者出现神经压迫、臂丛神经损伤、肌肉压伤。

714. 休克按病因有哪些分类?

答:

低血容量性休克;分布性休克;心源性休克;梗阻性休克。分布性休克包括感染性休克、过敏性休克、神经源性休克等。

715. 休克指数的计算方法及不同数值的意义是什么?

答:

休克指数 = 脉搏 / 收缩压。0.5 ~ 0.8 为正常,表示血容量正常;≥ 1.0,预计失血量 20% ~ 30%,轻度休克;≥ 1.5,预计失血量 30% ~ 50%,中度休克;

≥ 2.0，预计失血量 50% ~ 70%，重度休克。

716. 休克患者为何需进行每小时尿量监测？

答：

尿量是反映肾灌流情况的重要指标，也是判断血容量是否补足的简单而有效的指标。休克时尿量减少，若尿量 < 25 ml/h、尿比重增高，提示肾血管收缩或血容量不足；若血压正常，而尿量仍少且尿比重低，应考虑急性肾衰竭；当尿量维持在 30 ml/h 以上时，提示休克已好转。

717. 脓毒症的定义及诊断标准是什么？

答：

脓毒症为机体对感染的反应失调而导致的危及生命的器官功能障碍。根据 Sepsis 3.0 标准，脓毒症指有细菌学证据或有高度可疑的感染灶，同时序贯器官衰竭评分 ≥ 2 分。

718. 脓毒性休克的定义是什么？

答：

脓毒性休克是脓毒症引起的严重的循环和细胞代谢紊乱综合征。

719. 休克患者皮肤花斑如何分级？

答：

0 分是指没有花斑；1 分是指膝盖中心位置存在小面积花斑；2 分是指花斑面积不超过髌骨上缘；3 分是指花斑面积不超过大腿中部；4 分是指花斑面积不超过腹股沟褶皱处；5 分是指花斑面积超过腹股沟褶皱处。

720. 评估毛细血管再充盈时间的意义是什么？

答：

毛细血管再充盈时间（capillary refilling time，CRT）指远端毛细血管床在受压后恢复其原有颜色需要的时间，是评估外周循环灌注的指标。健康人群的

CRT 应小于 4.5 s。

721. 影响心输出量的因素有哪些？

答：

心脏前负荷、心脏后负荷、心肌收缩力和心率。

722. 何谓补液试验？

答：

补液试验又称容量负荷试验，在 5～10 min 内输注 100～250 ml 液体，以检验心脏的容量反应性，从而决定是否继续扩容治疗。

723. 何谓被动抬腿试验？

答：

被动抬腿试验是通过抬高下肢，快速增加静脉血液回流，通过血流动力学指标的变化，来判断血管内容量和容量反应性，相当于可逆的自体输血，不会增加液体过负荷风险。

724. 何谓多器官功能障碍综合征？

答：

多器官功能障碍综合征（multiple organ dysfunction syndrome，MODS）指在多种急性致病因素所致机体原发病变的基础上，相继出现 2 个或 2 个以上器官同时或序贯出现的可逆性功能障碍的临床综合征。

725. 什么是中心静脉导管？有哪些种类？

答：

中心静脉导管为尖端定位于上腔静脉或下腔静脉的导管。目前，临床常用的中心静脉血管通路包括 3 种：①经颈内静脉、锁骨下静脉、股静脉置入的中心静脉导管（central venous catheter，CVC）；②经外周静脉置入的中心静脉导管（peripherally inserted central catheter，PICC）；③经颈内静脉或锁骨下静脉的完全植入式静脉输液港（implantable venous access port，IVAP）。

726. 中心静脉置管的适应证有哪些？

答：
(1) 需监测中心静脉压的患者。
(2) 需反复输入刺激性或高渗性药物的患者。
(3) 长期肠外营养支持患者。
(4) 行特殊检查、监测或治疗者（心导管检查、血液净化治疗）等。

727. 中心静脉导管留置期间的并发症有哪些？

答：
静脉血栓形成、空气栓塞、导管打折、导管堵塞、导管脱出、导管感染。

728. 什么是中心静脉压？正常值是多少？

答：
中心静脉压（central venous preessure，CVP）是指血液流经右心房及上下腔静脉胸段时产生的压力，它反映患者血容量、右心功能等血流动力学的综合状态，正常值为 5～12 cmH$_2$O。

729. 何谓中央导管相关血流感染？

答：
患者在留置中央导管期间或拔除中央导管 48 h 内发生的原发性且与其他部位存在的感染无关的血流感染。

730. 何谓导尿管相关尿路感染？

答：
患者留置导尿管期间或拔除导尿管后 48 h 内发生的尿路感染。

731. 何谓呼吸机相关性肺炎?

答:

呼吸机相关性肺炎(ventilator-associated pneumonia,VAP)指建立人工气道(包括气管插管及气管切开)的患者在接受机械通气 48 h 后或呼吸机撤机、拔管 48 h 内出现的肺炎。

732. 什么是多重耐药菌?

答:

多重耐药菌(multidrug-resistant organism,MDRO)主要是指对临床使用的三类或三类以上抗菌药物同时呈现耐药的细菌。

733. 临床常见的多重耐药菌有哪些?

答:

耐甲氧西林金黄色葡萄球菌(MRSA);耐万古霉素肠球菌(VRE);多重耐药铜绿假单胞菌(MDR-PA);产超广谱 β-内酰胺酶(ESBL)肠杆菌科;耐碳青霉烯类肠杆菌科细菌;多重耐药鲍曼不动杆菌(MDR-AB);对氟康唑耐药的念珠菌和真菌等。

734. 危重症患者发生营养代谢变化的特点有哪些?

答:

能量消耗增加,糖代谢紊乱,蛋白质分解代谢加速,脂肪代谢紊乱。

735. 肠外营养的禁忌证有哪些?

答:

(1)早期复苏阶段血流动力学不稳定或存在严重水、电解质与酸碱失衡。

(2)严重肝功能障碍。

(3)急性肾功能障碍时存在严重的氮质血症。

736. 肠内营养的禁忌证有哪些?

答:
血流动力学不稳定;完全性肠梗阻;消化道活动性大出血;高流量小肠瘘;严重腹腔内感染;严重腹泻、顽固性呕吐和严重吸收不良等;严重肠功能障碍。

737. 肠内营养输注方式有哪些?

答:
一次性推注,间歇重力输注,持续输注。

738. 肠内营养治疗的输注途径有哪些?

答:
鼻胃管;鼻空肠管;经皮内镜下胃造瘘;经皮内镜下空肠造瘘。

739. 鼻胃管肠内营养治疗适用于何种患者?

答:
适用于接受肠内营养时间＜4周的患者。

740. 鼻空肠管肠内营养治疗适用于何种患者?

答:
适用于接受腹部手术且术后需较长时间肠内营养的患者。

741. 经皮内镜下胃造瘘肠内营养治疗适用于何种患者?

答:
适用于各种原因导致的贲门以上进食障碍的患者,是最常用的长期置管技术之一。

742. 经皮内镜下空肠造瘘肠内营养治疗适用于何种患者？

答：

需要长期营养支持且胃功能不全或有其他禁忌的患者，广泛适用于咽、食管、胃及十二指肠病变不能进食的患者，对有明显胃食管反流、误吸风险、腹部大手术后、胃切除术后及胃排空不良者尤为适用。

743. 什么是胃潴留？

答：

胃潴留是以胃排空障碍为主要征象的胃动力紊乱综合征，是胃张力减退、蠕动消失所致，表现为上腹饱胀、反酸嗳气、呕吐胆汁及食物。

744. 患者发生感染性休克时对胃肠道黏膜功能的影响有哪些？

答：

休克时，胃肠道黏膜会持续出现低灌注、缺血缺氧的现象。胃肠黏膜屏障功能迅速减弱，肠腔内细菌或毒素向肠腔外转移机会增加。感染性休克时，机体血小板活性明显下降，增加了胃肠道应激性溃疡发生的风险。

745. 输液泵滴数报警的常见原因有哪些？

答：

输液瓶已空；旋夹紧闭；滴液壶壁有液体凝结；未安装滴数传感器；传感器损坏；在使用硬质输液瓶时排气帽未打开；液面过高。

746. 卧床患者预防深静脉血栓的措施有哪些？

答：

（1）基础预防：早期活动，避免长期卧床，踝泵运动练习，保持机体充足水分。

（2）物理预防：抗血栓压力泵、抗血栓弹力袜。

（3）药物预防：抗凝药物合理使用。

747. 应用华法林钠抗凝治疗，应监测的指标是什么？

答：
应监测国际标准比值（international normalized ratio，INR）。

748. INR 过高或过低有何危害？

答：
INR 过高有出血风险，过低有血栓风险。

749. 对抗华法林钠应用什么药？

答：
应用维生素 K。

750. 去甲肾上腺素的药理作用是什么？

答：
去甲肾上腺素是一种强烈的 α 及 β 受体激动剂。通过激动 α 受体，可引起血管极度收缩，血压升高，冠状动脉血流增加；通过激动 β 受体，使心肌收缩加强，心排出量增加。

751. 去甲肾上腺素的适应证是什么？

答：
适用于各种休克、低血压。

752. 肾上腺素的药理作用是什么？

答：
肾上腺素能激活 α 受体和 β 受体，然后产生相应的作用。如果刺激心脏，可以增强心脏的收缩力，扩张冠状动脉，增加心脏的血液供应，同时增加骨骼肌的血流量。此外，还可促进皮肤和黏膜血管收缩，促进呼吸系统支气管平滑肌松弛，从而扩张支气管。

753. 肾上腺素的适应证是什么？

答：

临床主要用于心脏骤停、过敏性休克、支气管哮喘。

754. 肾上腺素使用的注意事项有哪些？

答：

（1）高血压、脑动脉硬化、甲状腺功能亢进患者忌用。

（2）注射时选用直、大、弹性好的静脉，加强观察，如出现皮肤苍白和疼痛，应立即更换注射部位；

（3）注射时应从小剂量开始，随时测量血压，调整给药速度，保持血压正常。

755. 硫酸阿托品的适应证是什么？

答：

硫酸阿托品是 M 胆碱受体阻滞剂，用于窦性心动过速、阿-斯综合征、各种内脏绞痛、散瞳、手术前给药、解救有机磷农药中毒。

756. 硫酸阿托品的不良反应包括哪些？

答：

心率加快、口干、视物模糊、少汗、皮肤潮红、排尿困难、幻觉、惊厥等。

757. 尼可刹米注射液（可拉明）的适应证是什么？

答：

尼可刹米是一种呼吸中枢兴奋剂，用于中枢性呼吸抑制及各种原因引起的呼吸抑制。

758. 尼可刹米注射液（可拉明）的不良反应包括哪些？

答：

常见面部刺激征、烦躁不安、抽搐、恶心、呕吐等。大剂量时可出现血压升高、心悸、出汗、面部潮红、心律失常，严重者可致癫痫样惊厥，随之出现昏迷。

759. 盐酸洛贝林注射液（山梗菜碱）的适应证是什么？

答：

盐酸洛贝林是一种呼吸中枢兴奋剂，主要用于各种原因引起的中枢性呼吸抑制。临床上常用于新生儿窒息，一氧化碳、阿片中毒、麻醉药过量引起的呼吸抑制等。

760. 盐酸洛贝林注射液（山梗菜碱）的不良反应包括哪些？

答：

恶心、呕吐、呛咳、头痛、心悸等。

761. 重酒石酸间羟胺注射液（阿拉明）的适应证是什么？

答：

重酒石酸间羟胺为拟肾上腺素药物，升压效果较去甲肾上腺素稍弱，但作用持久，用于各类休克、低血压。

762. 重酒石酸间羟胺注射液（阿拉明）的不良反应包括哪些？

答：

失眠、震颤、头痛、心悸、心律失常。

763. 盐酸多巴胺注射液的适应证是什么？

答：

盐酸多巴胺为多巴胺受体激动剂，用于心肌梗死、创伤、内毒素败血症、心脏手术、肾衰竭、充血性心力衰竭等引起的休克综合征；补充血容量后休克仍不能纠正者，尤其有少尿及周围血管阻力正常或较低的休克。由于本品可增加心排血量，也用于洋地黄和利尿剂无效的心功能不全。

764. 盐酸多巴胺注射液的不良反应包括哪些？

答：
胸痛、呼吸困难、心悸、心律失常。

765. 盐酸利多卡因注射液的适应证是什么？

答：
盐酸利多卡因为酰胺类局部麻醉药及抗心律失常药，用于治疗室性心律失常、室性期前收缩、心室颤动、表面麻醉。

766. 盐酸利多卡因注射液的不良反应包括哪些？

答：
嗜睡、头昏、激动不安、感觉异常、低血压等。

767. 呋塞米注射液（速尿）的适应证是什么？

答：
呋塞米为强效利尿剂，用于水肿性疾病，如充血性心力衰竭、肝硬化、肾病、急性肺水肿和急性脑水肿的治疗，预防急性肾衰竭，是高血压的辅助治疗。

768. 呋塞米注射液（速尿）的不良反应包括哪些？

答：
水电解质紊乱、直立性低血压、恶心、呕吐、耳鸣、眩晕、急性听力减退。

769. 盐酸异丙嗪注射液（非那根）的适应证是什么？

答：
盐酸异丙嗪属于吩噻嗪类抗组胺药，用于各种过敏症、晕动病，与氯丙嗪等配成冬眠注射液，用于人工冬眠。

770. 盐酸异丙嗪注射液（非那根）的不良反应包括哪些？

答：

嗜睡、困倦、乏力、头晕、注意力分散、白细胞减少。

771. 硝酸甘油注射液的适应证是什么？

答：

硝酸甘油为血管扩张剂，用于冠心病、心绞痛的治疗及预防，也用于降低血压或治疗充血性心力衰竭。

772. 硝酸甘油注射液的不良反应包括哪些？

答：

头痛、眩晕、心悸、直立性低血压、恶心、呕吐、出汗、苍白或虚脱。

773. 盐酸胺碘酮注射液（可达龙）的适应证有哪些？

答：

盐酸胺碘酮为抗心律失常药。治疗严重的心律失常，尤其适用于：①房性心律失常伴快速型室性心律；② W-P-W 综合征的心动过速；③严重的室性心律失常；④体外电除颤无效的室颤相关心脏停搏的心肺复苏。

774. 盐酸胺碘酮注射液（可达龙）的不良反应包括哪些？

答：

常见副作用包括心动过缓、甲状腺功能亢进、恶心、便秘、注射部位炎症、面部潮红、血压下降、角膜微沉积、皮肤光过敏与色素沉着、肺部异常、震颤、共济失调、转氨酶增高，以及凝血异常等。

775.《护士条例》是何时通过并施行的？

答：

《护士条例》于 2008 年 1 月 23 日通过，自 2008 年 5 月 12 日起施行。

776.《护士条例》的制定目的是什么？

答：

《护士条例》的制定目的是维护护士的合法权益，规范护理行为，促进护理事业发展，保障医疗安全和人体健康。

777.《护士条例》中所称的"护士"是指哪些人员？

答：

《护士条例》所称的"护士"是指经执业注册取得护士执业证书，依照本条例规定从事护理活动，履行保护生命、减轻痛苦、增进健康职责的卫生技术人员。

778. 申请护士执业注册应当具备哪些条件？

答：

（1）具有完全民事行为能力。

（2）在中等职业学校、高等学校完成国务院教育主管部门和国务院卫生主管部门规定的普通全日制3年以上的护理、助产专业课程学习，包括在教学、综合医院完成8个月以上护理临床实习，并取得相应学历证书。

（3）通过国务院卫生主管部门组织的护士执业资格考试。

（4）符合国务院卫生主管部门规定的健康标准。

779. 护士执业注册申请应当在何时提出？

答：

护士执业注册申请应当自通过护士执业资格考试之日起3年内提出。

780. 护士执业注册的有效期是多久？

答：

护士执业注册的有效期为5年。

781.《护士条例》赋予护士哪些权利?

答:

(1) 获取工资报酬、享受福利待遇、参加社会保险的权利。

(2) 获得与护理工作相适应的卫生防护、医疗保健服务的权利。

(3) 获得与本人业务能力和学术水平相应的专业技术职务、职称的权利。

(4) 有参加专业培训、从事学术研究和交流、参加行业协会和专业学术团体的权利。

(5) 获得疾病诊疗、护理相关信息和其他与履行护理职责相关的权利。

782.《护士条例》规定护士应履行哪些义务?

答:

(1) 有遵守法律、法规、规章和诊疗技术规范的义务。

(2) 有对危急患者及时通知、急救的义务。

(3) 有尊重、关心、爱护患者,保护患者隐私的义务。

(4) 有参与公共卫生和疾病预防控制工作以及在突发事件中服从工作安排的义务。

783. 医疗卫生机构不得允许哪些人员在本机构从事诊疗技术规范规定的护理活动?

答:

(1) 未取得护士执业证书的人员。

(2) 未依照《护士条例》的规定办理执业地点变更手续的护士。

(3) 护士执业注册有效期届满未延续执业注册的护士。

784. 护士在执业活动中有哪些情形时,会受到卫生主管部门的处罚?

答:

(1) 发现患者病情危急未立即通知医师的。

(2) 发现医嘱违反法律、法规、规章或者诊疗技术规范的规定,未依照《护士条例》的规定提出或者报告的。

(3)泄露患者隐私的。

(4)发生自然灾害、公共卫生事件等严重威胁公众生命健康的突发事件，不服从安排参加医疗救护的。

785.《医疗机构工作人员廉洁从业九项准则》的具体内容有哪些？

答：
(1)合法按劳取酬，不接受商业提成。
(2)严守诚信原则，不参与欺诈骗保。
(3)依据规范行医，不实施过度诊疗。
(4)遵守工作规程，不违规接受捐赠。
(5)恪守保密准则，不泄露患者隐私。
(6)服从诊疗需要，不牟利转介患者。
(7)维护诊疗秩序，不破坏就医公平。
(8)共建和谐关系，不收受患方"红包"。
(9)恪守交往底线，不收受企业回扣。

786. 护士交接班制度的基本要求有哪些？

答：
(1)交班和接班护士均具备护士资质。
(2)执行交接班制度做到：全面了解患者情况、病房环境及安全，做到心中有数，做到两巡视（患者巡视和安全巡视）。
(3)交接患者总数、出院（转出）、入院（转入）、危重人数、手术（分娩）、死亡人数。

787. 护士交接班制度中对接班护士有何要求？

答：
(1)提前 5～10 min 到岗，巡视患者及安全设施，填写安全检查记录本并签字。
(2)掌握重点交接的患者及问题（生命体征、治疗、管路、伤口引流、皮肤、出入量及专科观察）。
(3)对于特殊治疗要交接清楚。

(4)物品（重点仪器设备数、无菌物品）、药品（毒麻药、精神类药、贵重药）、急救物品（急救车物品）清点并有记录、签名。

788. 护士交接班制度中对交班护士有何要求？

答：
（1）在交班前完成本班各项工作，为下一班做好准备。
（2）重点患者、重点治疗、重点事项要有文字交班。
（3）与接班者共同巡视病房，重病患者床头交班（生命体征、治疗、管路、伤口引流、皮肤、出入量及专科观察），清点患者，按交接具体内容做好交接。
（4）重要环节对接，如毒麻药柜钥匙及其药物。

789. 医嘱查对制度包括哪些内容？

答：
（1）医嘱经核实无误后方可执行，执行医嘱时须经两人核对，必要时文字交班。
（2）下一班查对上一班医嘱，每日医嘱要大查对并登记，护士长每周参加2次大查对。
（3）口头医嘱：执行者要复述药名、剂量、给药途径，待医生确认无误后方可执行，并保留空药瓶，经两人核对后方可丢弃。

790. 药疗查对制度中查对过程包括哪些内容？

答：
包括操作前查、操作中查、操作后查。
（1）操作前查：核对执行单与患者的信息须一致；药物核查：药名、剂量、有效期；同时核查给药剂量、方式、浓度及药物性质。
（2）操作中查：配置后的输液袋输注前检查有无瓶塞颗粒及混浊或沉淀等；输液袋标注清晰且内容完整（床号、姓名、药名、剂量、时间）；再次核对患者信息、所给药物，须与执行单一致。
（3）操作后查：再次核对执行单与患者的信息、药物的浓度、剂量及给药方式。

791. 药疗查对制度中查对内容包括什么？

答：

包括八对，即床号、姓名、药名、剂量、浓度、时间、用法和有效期。

792. 药疗查对制度中查对形式包括什么？

答：

（1）在执行药疗时，提供 2 种以上患者信息核对。

（2）在执行过程中如果患者有疑问，不得给药，重新核对无误后方可给药。

（3）执行药疗时，要了解患者的过敏史及皮试结果。

793. 在预防输血反应与输血错误管理制度中，采集血标本时应该怎样做？

答：

（1）核对医嘱，向患者或家属告知。

（2）确认患者和家属是否签署输血同意书。

（3）持输血申请单和贴好标签的试管，采集血样，核对患者姓名、性别、年龄、病案号、病室/门急诊、床号、血型。

（4）采集血样原则上一次一人，避免血样混错。

（5）血型标本和配血标本是不同时间的两次采血标本。

（6）将血样与输血申请单及时送交血库，双方逐项核对。

794. 在预防输血反应与输血错误管理制度中，护士在输血科领血时应该怎样做？

答：

（1）护士与发血者双方交接查对：①交叉配血报告单：受血者科别、姓名、病案号、血型（包括 Rh 因子）、血液成分、有无凝集反应；②核对血袋标签：献血者姓名、血型（包括 Rh 因子）、血液有效期、储血号；③检查血袋有无破损渗漏，血袋内血液有无溶血及凝块，核对无误后，双方在交叉配血报告单上签字。

（2）血液自输血科取出后在室温下放置，尽快输入。

795. 在预防输血反应与输血错误管理制度中，护士在输血过程中应该怎样做？

答：

（1）输血前由两名医护人员持受血者病历、交叉配血报告单、血袋共同核对：受血者姓名、病案号、血型（包括 RH 因子）、血液成分、有无凝集反应；献血者姓名、血型（包括 Rh 因子）、血液有效期、储血号等，确认与配血报告相符。

（2）输血应遵照医嘱，严格执行无菌操作技术，将血液或血液成分用标准输血器进行输血。

（3）取回的血应尽快在 4 h 之内输用，不得自行贮存。输用前将血袋内的成分轻轻混匀，避免剧烈震荡。血液内不得加入其他药物。

（4）输血前、后静脉滴注生理盐水冲洗输血管道。连续输用不同供血者的血液时，两袋之间用生理盐水滴注冲洗管道。

（5）输血后，认真检查穿刺部位有无血肿或渗血，空血袋在病房内保留 24 h，将交叉配血报告单贴在病历中。

（6）输血过程中应先慢后快，再根据病情和年龄调整输注速度。

796. 在输血过程中，患者出现异常情况时护士应如何处理？

答：

（1）减慢或停止输血，用静脉注射生理盐水维持静脉通路。

（2）立即通知值班医生和血库值班人员，及时检查、治疗和抢救，并查找原因，做好记录。做以下核对检查：①用血申请单、血袋标签、交叉配血试验记录。②核对受血者及供血者的 ABO 血型、Rh 血型。必要时遵医嘱采集血样与供血者血样重测交叉配血。③如怀疑细菌污染性输血反应，抽取血袋中的血液做细菌学检验。④尽早观察检测血常规、尿常规及尿血红蛋白。⑤必要时，溶血反应发生后 5～7 h 测血清胆红素含量。⑥医护人员对有输血反应的应逐项填写患者输血反应回报单，并将原袋返还血库，查明原因。

797. 危重患者抢救制度包括哪些内容？

答：

（1）平时管理：①备好抢救物品，抢救设施和器械须有专人负责，处于良好的备用状态。②药品数量充足、种类齐全，实行"四定"（定位放置、定量补给、定人管理、定期检查）。③做好人员抢救技能、技术培训并有记录。

（2）抢救时：①遇有抢救的患者，医务人员首先到患者床边同时呼叫，采取力所能及的抢救措施。②给药时，严格执行查对制度，执行口头医嘱时应复述药名、剂量、给药途径，核对无误后执行。③抢救记录：开始时间、病情、给药、治疗、抢救过程等，并签名。

（3）抢救后：①未及时记录的须在抢救结束后6 h内补记（病情、给药等），书写护理记录。②及时补充抢救药品及物品，查对医嘱（口头医嘱）。③交接班：有文字交接，对抢救患者须在床旁交接。

（4）护士长管理：①护士长组织并安排好人力参加抢救，组织落实护理计划。②执行危重患者访视制度。

798. 护士在执行医嘱时对可疑医嘱应该怎样做？

答：

护士对可疑医嘱及时反馈给医生，待确认后方可执行。必要时（如护士与值班医生有意见分歧），护士有权向上级医师及护士长报告。以下情况不执行：

（1）医嘱/处方与病情不符（如给高血钾患者开出含钾的药物）不执行。

（2）医嘱/处方文字上有疑问（包括药品名称、浓度、剂量、用法等）不执行。

（3）领取的药品名称、浓度、剂量、用法与医嘱不符不执行。

（4）药品过期或变质不执行。

799. 在病房物品保管制度中，对医疗器械的保管有何要求？

答：

（1）大型及贵重的医疗器械要有专人负责保管，定期清洁，保持功能状态，锐利器械不宜煮沸消毒，存放时应搽油，刃面用棉花包裹，电动和电子仪器必须按时通电，防止受潮并经常检查，对已损坏的器械要及时修理。

（2）各单位间借用仪器设备时需写明借单，双方签字，及时追回/归还，归还时应保持器械的完好无损及清洁状态。

800. 病房药品管理制度包括哪些内容？

答：

（1）病房药柜所有药品，根据专业病种，保存一定品种和基数，妥善保管，只供应住院病员，按医嘱使用，其他人员不得私自取用。

（2）病房药柜，应指定专人管理，根据种类、性质如针剂、口服、毒麻药品，分别定点放置，每日检查增补，保证随时使用。

（3）定期清点、检查药品，防止积压、变质，如发现有沉淀变色、过期、标签模糊等药品，停止使用并报药剂科处理。

（4）毒、麻、精、放类药品，设专用抽屉存放，严格加锁，并按需要保持一定基数，使用后，由医师开专用处方，到药房领回。每日交接班时，必须交点清楚。

（5）对高危药品（氯化钾、浓钠、化疗药管）有特殊标识，不能混放。

（6）抢救药品须放置在抢救车上，定量、定位放置，定期进行检查，保证随时使用。

（7）患者用的自备药品或贵重药品要妥善保管，注明患者床号及姓名。

（8）冷藏的药品需要放在冰箱内，以免影响疗效。

（9）药剂科对病房小药柜，要定期检查核对药品种类、数量是否相符，有无过期变质现象，毒、麻、精、放类药品管理是否符合规定。